居家康复 轻松养老

主编 严忠浩

编者 任炽越 　郭士远 　金昊雷
　　　沈三华 　黄红余 　沈前敏
　　　黄群成 　何喜平 　肖玉萍

人民卫生出版社

图书在版编目（CIP）数据

居家康复　轻松养老 / 严忠浩主编 . —北京：人民卫生出版社，2017

ISBN 978-7-117-24360-5

Ⅰ.①居… Ⅱ.①严… Ⅲ.①老年病 – 康复 Ⅳ.①R592.09

中国版本图书馆 CIP 数据核字（2017）第 071318 号

| 人卫智网 | www.ipmph.com | 医学教育、学术、考试、健康，购书智慧智能综合服务平台 |
| 人卫官网 | www.pmph.com | 人卫官方资讯发布平台 |

居家康复　轻松养老

主　　编：严忠浩
出版发行：人民卫生出版社（中继线 010-59780011）
地　　址：北京市朝阳区潘家园南里 19 号
邮　　编：100021
E - mail：pmph @ pmph.com
购书热线：010-59787592　010-59787584　010-65264830
印　　刷：三河市尚艺印装有限公司
经　　销：新华书店
开　　本：710 × 1000　1/16　印张：12
字　　数：140 千字
版　　次：2017 年 5 月第 1 版　2017 年 5 月第 1 版第 1 次印刷
标准书号：ISBN 978-7-117-24360-5/R · 24361
定　　价：32.00 元

打击盗版举报电话：010-59787491　E-mail：WQ @ pmph.com
（凡属印装质量问题请与本社市场营销中心联系退换）

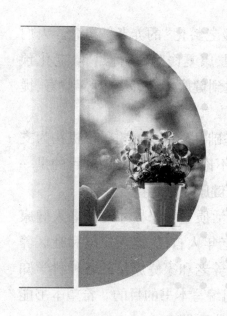

前言

　　我国早在 1999 年就已跨入老龄化社会,截至 2015 年年底 60 岁以上的老年人已达 2.22 亿人,占全国总人口的 16.15%。目前,老龄化和养老问题已成为我国巨大的社会问题。

　　养老的目的:一是提高老年人的生活质量,二是使老年人健康地延年益寿,其核心是老年人的健康。因为健康是人类最宝贵的财富,没有健康就没有一切。国内外的养老实践经验告诉我们,纯粹为"养老"而养老,会使老人越养越衰老。

　　早在二十世纪八十年代,笔者针对我国老年人患病多、功能障碍多、家庭养老多的特点,首先提出了"家庭养老与家庭康复相结合"的观点,得到国家原卫生部、民政部等有关部门的重视,由中共中央爱卫会、国家原卫生部主编,笔者与人合著的《老年病人的家庭康复》(人民卫生出版社)于 1990 年在国内出版。

　　二十一世纪初,日本老年医学工作者也提出了医学和养老相融合的观点,并把居家养老服务与老化预防、老年康复相结合。

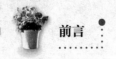

二十一世纪初,联合国也提倡"积极老龄化"的养老新概念。人们只有把养老与自我保健、健康管理、康复医疗、精神赡养、老化预防、护理照料等多元化融合,才可达到健康养老、健康延年益寿、提高老人生活质量的目的。

我国的养老模式是以家庭为基础、以社区为依托、以机构为支撑,家庭养老是养老模式的主体。不论哪种养老模式,其目的是一致的,那就是提高老人的生活质量、健康地延年益寿。

那么,怎样才能提高老人的生活质量?怎样才能使老人健康地延年益寿呢?最基本的是要使老年人自己、老人家属和社区养老服务人员,学习、了解、掌握健康养老和家庭康复的各种科学知识,尤其是老年人自己,这也是我们编写本书的目的。希望本书能成为老人健康养老和家庭康复的指南和朋友。

本书的作者中,有老龄事业工作者、老年医学临床工作者、老年康复医学工作者、老年社区医疗康复工作者等,他们把自己多年实践工作经验,结合国外养老领域的先进经验,编写而成本书。本书虽经大家努力,但限于水平,不足之处在所难免,恳请大家批评指正。谢谢!

严忠浩

2017 年 4 月于上海

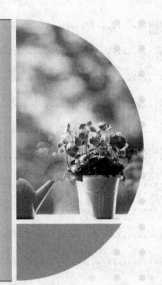

目录

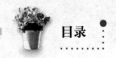

第一章
家庭养老是养老的大趋势

　　养老的概念始于原始社会末期，具有三千多年的悠久历史。我国古代西周时期，对"养老"已形成较完善的制度，养老的意义在于利民安国。《礼记·乡饮酒义》中记载："民知尊长养老，而后能入孝弟，民入孝弟，出尊养老，而后成教，成教而后，国可安也。"养老不仅仅是指老有所养，历来养老的含义有：养生以延缓衰老；年老闲居休养；奉养老人。随着社会的发展，现代"养老"的含义还包含着不断发展、提高的社会保障。

一、我国老龄化的特点

　　在一个国家或地区，60 岁以上人口超过 10% 或者 65 岁以上人口超过 7%，就可称"老龄化社会"。我国在 1999 年已跨入老龄化，成为世界上老年群体最庞大、老年人口绝对数最多的国家。

　　我国的老龄化有两个特点：一是"跑步进入老龄社会"；二是

"未富先老",社会养老服务体系建设跟不上老龄化发展的需求。现以我国最早进入老龄化的城市——上海为例:

1. 老龄化发展速度快

上海自进入人口老龄化以来,老年人口比例不断上升。资料显示,从 70 年代末至今三十多年里,全市人口老龄化的比例,平均每年提高 0.5 个百分点。

2. 高龄老人多

随着社会的发展,目前上海市人口平均预期寿命已达 83 岁以上。据资料表明,近十年来,83 岁及以上高龄老年人口总数增长了 134.13%。

3. 失能和半失能老人多

目前,上海市有失能和半失能老人约 25 万,占全市老年人口 6.0%,明显低于全国水平(失能和半失能老人目前在我国已将近 3750 万,在城市中占老人总数的 14.6%;在农村占老人总数 20.0%)。

4. 独居老人不断增加

据统计,上海 2004 年独居老人家庭人数达 87.52 万人。其中单身独居为 16.56 万人,夫妻独居为 70.96 万人;到 2013 年增加到 113.94 万人,其中单身独居为 23.51 万人,夫妻独居为 90.43 万人。10 年间,独居(包括单身独居和夫妻独居)老人增加了 16.22 万人。

5. 养老服务尚需加强

目前,我国机构养老床位占老年人口 1.5%,远低于发达国家 5%~7%、发展中国家 2%~3% 的水平。就以养老服务较好的上海为例,2014 年上海市老年人口有 414 万人,各种机构养老总床位数为 11.49 万张,每百位老人有 2.7 张;社区居家养老服务人员为 29.5 万;

老年医疗机构(包括老年医院、老年康复医院)床位为5415张;全市街道(镇)已开展居家养老服务工作的只占55%。养老服务的供与求尚有较大的差距。

根据目前我国老龄化状况,至少需要1000万名养老服务护理人员,但实际上差距、缺口很大。我国目前养老福利机构职工只有22万人,具有职业护理上岗资格证书的人员不足10万人。

由上可见,我国进入老龄化社会以来,老年人口基数大、增速快、高龄化、失能或半失能化、空巢化趋势明显,未富先老、未备先老的国情突出,又因家庭小型化结构的变化等因素,对老年人生活照料、康复护理、医疗保健、精神文化等供需矛盾日益凸显,我国养老问题异常严峻。

二、家庭养老是主流

当我国进入老龄化社会后,各类养老模式不断推出,但归纳起来无非是三大类:即机构养老(如老年福利院、老人护理院、养老院等)、居家养老(老人居住在家里,由社区提供专业化养老服务,部分老人经评估后可获国家养老服务补贴。主要对象为经济困难或年迈体弱的老人、高龄老人和空巢老人等)和家庭养老(指由老人或家庭成员提供养老资源,主要由老人自立和由家属或家政护理人员照料)。

随着社会与经济的不断发展,养老模式和养老服务亦更加人性化,家庭在养老中的重要作用日益体现。我国的养老模式主要是以家庭为基础、为主流,以社区为依托,以机构为支撑。

不论哪种养老模式,老年人对健康管理和自我保健的需求,已越来越贴近延年益寿、提高老人生活质量的健康养老内涵。尤其家庭养老和居家养老,让老年人居住在家里享受健康、欢度幸福晚年,已成为国内外养老服务发展的主流。

三、家庭或居家养老的优势

两千多年前,在《礼记·礼运》中孔子就提出"使老有所终,壮有所用,幼有所长,鳏寡孤独废疾者皆有所养"的理想境界。过去,人们的生老病死大都在家里,进入21世纪后,随着经济社会的进步和发展,现代家庭结构也随之发生变化,使"家"所具备的传统养老功能减弱。尽管如此,无论在国内外,"家"仍然是老人首选的养老场所,欧洲老人仍然崇尚"East west, home is the best",意思同中国俗语"金窝银窝,不及自家的草窝",把家当作自己暮年最好的归宿。

2010年1月,美国《纽约时报》载文指出,入住私立养老机构的150多万美国老人中,有许多老人厌烦了机构养老的"集体生活",希望回到自己家里自由自在地养老,后来纽约州政府也鼓励社区义工支持老人们居家养老。2010年,日本的老年工作者的一项调查发现,约有80%的老人希望在自己家里养老。

不论是家庭养老,还是居家养老,都是指老人把家作为人生暮年的归宿,在自己的家里度过晚年。那么,家庭或居家养老具有什么优势呢?

1. 老人有安全感

家庭生活与老人长期的生活习惯和心理习惯相吻合,家庭和社区是老人最熟悉、能体会到安全感和满足感的地方。大部分老人与家属间的感情较为融洽,照顾也周到,老年人也容易安心生活,能减少老人的心理负担;尤其是老夫老妻家庭,老伴成为精神和生活上的主要支柱，相依为命，以夫妻为核心的家庭纽带会比任何时期都更为可贵。

2. 传统习俗

我国几千年来，一直以儒家思想为主导，有尊老、敬老、爱老的优良传统，"百行孝为先"伦理较深入人心，这就为老人在家庭中的养老生活，创立了良好的环境和条件。

3. 政府支持、创造条件

居家养老和家庭养老得到政府大力支持，为满足老年人多样化的养老服务需求，全国各地政府的民政系统借鉴国际养老服务的先进经验，对居家和家庭养老展开大量工作。

例如 2000 年，上海市民政局首先成立"居家养老服务领导小组"，下发了《关于全面开展居家养老服务意见》《居家养老补贴资金来源和使用方案》《关于预拨居家养老补贴经费的通知》三个文件，在部分区县与街镇，率先开展居家养老服务试点工作，为老年人开展上门护理与日间照料服务。随着养老服务需求与服务形式的多样化，上海又率先提出了"9073"的养老服务格局，即：90%的老年人家庭养老，7%的老年人居家社区养老，3%的老年人机构养老，推动了养老服务的规范发展。

经过多年不断努力，我国养老服务已形成了政府主导、层层落实、社会参与的工作机制，初步建立了以家庭或居家为基础、社区为依托、机构为支撑的养老服务体系。

四、养老服务中的问题

目前，家庭和居家养老服务开展的初期，服务内容主要以老年人日常生活照料为主，养老服务虽然取得了一定的成果，但由于受

体制、机制、理念、认识上的制约,在发展中还存在许多问题,需不断完善。主要有:

1. 服务组织未形成规模,专业意识与水平有待提高。目前绝大部分居家养老服务由街镇举办的助老服务社开展,这些机构规模小、理念不新,缺乏专业化的管理服务水平。

2. 目前我国的养老服务中,大都以老年人日常生活照料为主,很多停滞在家政服务的水平上,如助餐、助洁、助浴、助行等。如何根据老年人衰老特点,开展养老服务与老人的医疗、康复相结合,融医疗、康复、养老、保健为一体,提高老人的生活质量是亟待解决的重大问题。

家政服务与养老服务不同,举一个常见的例子:为一位左侧偏瘫老人穿衣服,一种服务是给老人穿好衣服、扣好扣子;另一种是协助老人或让老人自己用健侧右手穿好衣服、扣好扣子。前一种是家政服务,只提供生活能力的替代服务;而后一种是养老康复服务,提供生活自理能力的维持和康复服务。两者最本质的区别是能否维持老人生活质量和尊严,通过养老康复服务可以延缓老人失能、失智的来临,而家政服务的结果容易使老人失去生活自理能力、加速衰老、加速全失能。

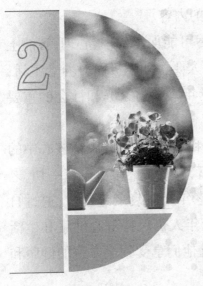

第二章
老龄化和养老的新观念

随着现代文明社会的进步,近几十年来国内外对老龄化和养老的观念和内涵的认识有了新的发展。

一、积极老龄化

1999 年世界卫生组织提出"积极老龄化"的倡议。积极老龄化是指人们进入老年期时,为了提高老年人生活质量,使老人的健康、参与和保障机会尽可能获得最佳的过程,帮助老年人各方面保持积极状态。

积极老龄化与健康老龄化(指在社会老龄化情况下,通过全社会和老人共同努力,改善老年人群体的生活和生命质量,实现健康老龄化社会,使老年人健康养老)相比,积极老龄化更具概括性,提供了更广阔的理解视角。积极老龄化除了老人的卫生保健外,还包含了影响老人衰老进展的其他因素,不仅表达了健康老龄化的含义,还表达了比健康老龄化更广泛的内容。

健康老龄化强调重点是老年人尽可能保持生理、心理、智能上的良好状态;而积极老龄化强调老年人要主动积极面对养老生活,不仅保持身心健康状态,而且强调老年人作为家庭和社会的重要资源,融入社会,参与社会的发展。

积极老龄化的核心是健康、参与和保障,其中健康是核心中的核心。因为健康是人类最宝贵的财富,没有了健康就没有一切,老年人更需要健康。积极老龄化要求老年人在衰老过程中,通过自己主观努力提高自身健康水平,使老年人仍保持身心健康和生活自理;对那些确实需要照料的老人,让他们享受到全方位的健康和社会服务。

二、多元化健康养老

国内外的实践经验告诉我们:纯粹为"养老"而养老,会把老人越养越衰老。随着社会和科学的发展,养老的概念也在不断延伸。

二十世纪八十年代,我国老年医学工作者就首先提出:家庭养老和家庭康复相结合的观点。本世纪初,日本老年医学工作者也提出:"医学与养老融合"的观点,并把居家养老与老化预防、老年康复相结合。其实,现代医学的概念也在不断发展,医学包含临床医学、预防医学、康复医学、保健医学和家庭医学等多种内涵。

近年,国外大力推广和普及"多元化健康养老"的新概念,把养老与健康管理、自我保健、康复医疗、精神赡养、延缓老化、护理照料相融合,既可延年益寿,又可提高老年人的生活质量。多元化健康养老是积极老龄化的具体体现之一。

多元化健康养老的特点是:

1. 从被动养老到主动防老

例如，二十世纪日本在养老方面，强调养老服务而轻视了"老化"预防，结果在养老服务体系建成后，失能和半失能老人却越来越多、越老越多。在日本，老人失能和半失能主要由"卧床不起"和"痴呆"所致。失能和半失能使老年人养老生活的质量不断下降，给家属带来巨大压力，也给国家增加了医疗负担。日本在2006年修改相关立法，把预防作为养老根本，在全国开展和普及老化预防与老年康复运动，工作重点把预防老人失能和半失能调整为"预防卧床不起"和"预防痴呆"，结果老人失能和半失能状况有明显改善，养老服务保险的年度费用平均每人下降了100万日元。日本的经验证实，失能和半失能是可以预防的、老化预防至关重要。

2. 养老结合自我保健和健康管理

几千年来，我国一直把养老与传统的养生相结合，其实传统的中医养生就是现代自我保健医学的一部分。自我保健是指个人或家庭、社区运用一些医疗保健方法，来维护和增强自身健康、预防疾病、延缓衰老与延年益寿。自我保健实际上是发挥个人主观能动性，集预防、医疗、康复、保健为一体的综合措施。现代医学实践证明，自我保健是提高老年人生活质量、健康水平、延长寿命的最理想手段。

健康管理是二十世纪五十年代才提出的新健康概念。老年人的健康管理是指调动老人及其家属的积极性，对于影响老人健康的危险因素，进行社会、生活方式、心理、环境、营养、运动等多方面管理和干涉的过程，以达到老人最大的健康效果。

3. 养老中强化老年康复医疗

老年人常因衰老和疾病（如脑卒中、跌倒引起骨折、帕金森病等）而发生种种功能障碍，进而逐渐丧失日常生活自理能力，使生活质量显著下降。在预防这些疾病同时,积极开展老年康复医疗,不论在养老机构或者家庭、社区,把老年康复医疗融入养老之中,不仅使老人功能得到恢复或改善,使老年病医疗效果也能得到明显提高。

4. 养老中增强老人自立、自理等自我能力

过去,养老强调"伺候"老人,让老人多休息,即多坐、多躺、多睡的思维定势,结果反而使老人失去生活自理能力,使很多身体功能也造成"失用性萎缩",老年人心理上也产生依赖感,养老生活质量越来越差,并导致老人进一步加速衰老。老人的自立、自理能力关系到老人的养老生活质量,并可预防失能和半失能的发生,自我能力的提高也增强了老人的自信力。因此,养老要提倡支持和帮助老人尽可能自立、自理地生活。

5. 养老中加强心理健康和精神赡养措施

我国老年人养老生活中出现的心理健康问题正日渐凸显,越来越多老年人渴望得到精神慰藉和关怀,我国正逐步从立法、心理知识的普及、社会保障等多方面来进一步完善。

6. 强调学习科学养老知识

老年人渴望健康、渴望长寿。调查显示,在老年人众多愿望中,85%以上老人把健康列为第一愿望。养老的目的:一是提高老人生活质量,二是健康地延年益寿。要达到这些目的,必须要让老人自己、家属和护理人员学习科学养老知识、更新陈旧的养老意识,包括老化预防的知识、老年心理学知识、老年康复知识、自我保健知识、护理照料知识等。

第三章

老年人健康的自我监护

步入老年之后，身体进入多事之秋。许多疾病，包括那些严重危害健康的疾病的患病率，都会显著增加。因此，老人做好平时的健康自我监护和定期体格检查，就显得更为重要了。自我监护不仅会尽早发现疾病的"苗子"、提高治愈率，而且还会减少许多疾病的发生、有益于老人的健康和长寿。老人健康的日常自我监护比定期体检更有意义，健康监护是自我保健的重要一部分，能通过主观的努力，采取主动的措施，监管好自己的健康，起到医生和药物所不能起到的作用。

老人健康自我监护的内容主要有以下方面：

1. 体重

体重是人体健康的一项重要指标，这对于老年男子尤为重要。因为肥胖是老年人健康的大敌，是冠心病、高血压、糖尿病等多种严重疾患的温床；另外，消瘦又是多种严重疾病，尤其是恶性肿瘤和消耗性疾病的重要体征，如结核、甲状腺功能亢进症等。

单凭肉眼难以察觉出老人的体重变化，往往是已经肥胖或消瘦到相当程度时才被发现，这时多为时过晚。因此，每月至少用体重秤测一次体重，如发现一个月内体重增减超过1~1.5公斤以上(主动减肥除外)，就应引起注意，查找原因，并采取有效的措施，调整饮食。对于体重适中的老年人，体重长期稳定是一个重要的健康指标。

2. 血压

进入老年之后，容易患高血压病。为了早期发现、及时治疗，老年人应该定期测量血压(目前家庭电子血压计已十分普及)。如发现血压偏高(高于18.7/12.0千帕，即140/90毫米汞柱)，则应缩短测量血压的时间间隔。平常每月至少一次，并每次做好记录，以供医生参考。如家庭自备血压计的话，最好初期能上午、下午、睡前、黎明时，各测一次。待血压稳定后，可以1~3天测一次。

3. 心律与心率

老人应该学会量脉搏和心率。具体方法用手指摸脉，脉搏的快慢是否规律均匀，每分钟多少次。在安静状态下，老年人一般是每分钟60~90次；如明显多于或少于这个数字，则多表明心动过速或过缓。一旦发现自己心律异常或跳得不均匀、不规律时，就应该去医院做进一步检查。

4. 胸痛或胸闷

老人是否有原因不明的胸闷或胸痛，观察疼痛的部位及程度、持续时间，有无放射和压榨感，发作时是否伴有心慌、多汗、面色苍白、冷汗淋漓等症状。对于伴有血压或血脂偏高，或有冠心病家族史或长期大量吸烟，并缺乏运动的老人更应提高警惕。如果疼痛剧烈或5分钟内不缓解，请马上拨打"120"叫救护车，由家属护送去医院急诊。家里备有硝酸甘油或麝香保心丸的，可自己及时含服。

5. 一过性的变化

所谓"一过性"即有几分钟或十几分钟的症状变化,过去了症状就消失或改善了。有动脉硬化、高血压病史的老年人,如有突然感到偏身麻木、无力、一侧嘴歪;突然讲不出话来,或听不懂别人的话;突然视力模糊或失明;突然眩晕;性格、行为、智能一反常态;突然出现剧烈头痛等。这些一过性症状,可能是脑卒中的先兆,都应该引起自己警惕,但切忌精神紧张、惊慌失措。首先要保持镇静,并及时由家属送到附近医院做进一步检查治疗。

6. 血脂

老年人中,冠心病和动脉粥样硬化的发病率明显增高,血脂则是早期发现这两种严重疾病和做好预防的重要指标。因此,老年人要每半年检查一次血脂水平。有冠心病、高血压、脑卒中等疾病家族史和血压偏高、肥胖及不参加运动锻炼的脑力劳动者,尤应注意做好这项检查。如发现血脂明显升高,除服用降脂药物外,应听取医生的意见,从饮食和康复运动上采取有效的降血脂措施。

7. 血糖

糖尿病中 2 型糖尿病是老年人的多发病、常见病。它的临床症状常不典型,有些老人还缺乏明显的自觉症状,大多数患者是体检检查血糖时才发现的,并且已经不是早期了。因此,老人应该定期测量血糖,特别是对于有糖尿病家族史、偏胖或原因不明的体重下降及乏力的老人,更应重视做好这项检查,一般至少每季度测一次。对已确诊糖尿病的老人,在治疗中仍要定期、定时测血糖(包括空腹血糖、餐后两小时血糖、糖化血红蛋白等)。

目前家庭用的血糖仪已十分普及,在家里自测血糖并不是一件困难的事。

8. 二便

大小便常常是人体健康的两面镜子,老人应该关心自己的两便是否正常。如发现异常,不可掉以轻心,老年人出现原因不明的便血,提示有大肠癌的可能;如果尿血,则要注意是否发生了肾脏肿瘤、肾结核或者肾结石等。

9. 女性老人的自我监护,除上述几项外,还应注意以下几点

(1)阴道流血:老年期的阴道流血是妇女生殖系统重要疾病的早期信号。子宫颈癌最重要的早期症状就是接触性出血,大多发生在性生活时。一旦出现不正常的阴道流血,应及早去医院就医。

(2)乳房肿块:乳腺癌是老年妇女常见的恶性肿瘤,早期发现和治疗时治愈率很高。该病的最初症状就是乳房内出现原因不明的肿块,早期发现这种肿块主要依靠自己定期(每月一次)检查乳房,用肉眼观察两侧乳头是否在同一水平线上、乳头是否凹陷,用手触摸是否有肿块等。如发现异常,应及早到医院进一步检查。

(3)右上腹痛:老年妇女容易得胆囊炎、胆石症,胆结石常合并有胆囊炎。胆石症有的人有右上腹疼痛、绞痛的症状,有的人可以没有症状,视胆石的大小、部位而定。最好每年做一次胆囊 B 型超声波检查。

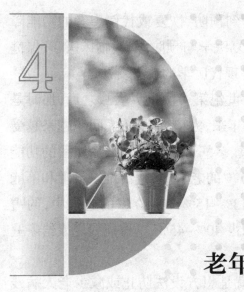

第四章

老年病的家庭康复医疗

老年人的生理心理老化、体衰、多病(尤其是老年慢性病)、疾病恢复期长,病后遗留的功能障碍也较多。随着年龄增长,老年病所致的失能(生活不能自理)或半失能(部分生活不能自理)的老人数量大幅度增加,他们的生活质量也明显下降,并给家庭和社会带来沉重的压力。因此,也可以说,老龄化并不可怕,老年人的增多本身也不是什么危机,而病残引起功能障碍、失能或半失能老人的剧烈增加,才是真正的家庭困境和社会问题。

国内外的大量实践经验告诉我们,老人的健康长寿、生活质量的有效提高,是可以应用现代的家庭康复医疗、自我保健的措施和社会努力来实现的。

一、老年病的康复医疗

康复,原有"复原"、"健康重建"等意思。康复医学是指应用以物理方法为主的医学手段达到预防、恢复或代偿患者的功能障碍为目的的医学分支学科。康复医学与预防医学、临床医学、保健医学和家庭医学一起，被认为是现代医学的五大支柱。

现代康复医学起始于上个世纪第一次世界大战之后，那时是以残疾人为主要服务对象。近年来，人口"老龄化"问题越来越受到人们的关注，由于老年人体衰、多病、恢复期长，病后遗留的功能障碍也较多，资料表明在 60~70 岁的老人中，生活难以自理和不能自理的（失能或半失能）约占 13%~15%；70~80 岁的老人中，约占 30%~35%；80 岁以上老人中，约占 40%~45%，这些病残老人给家庭和社会带来了沉重负担。

老年病康复医疗的目的，就是想方设法防止或减少老人病残和功能障碍的发生，使老人早日恢复日常生活自理，并使老人"老有所乐、老有所为"，提高生命的质量并继续为社会作出贡献。

事实证明，老年患者进行康复医疗与否，其结果大不一样，据上海复旦大学附属中山医院报告，101 例经过康复医疗的脑卒中偏瘫患者，90% 能恢复步行，24% 的上下肢活动功能基本恢复；而对照组却只有 61% 能恢复步行，仅 5% 能基本恢复上下肢活动。国外资料也曾报告，经过康复医疗的脑卒中患者，84% 可恢复一定程度的生活自理能力。

二、老年病康复医疗尽早好

大量康复医疗的实践说明，康复医疗成功与否，往往取决于开始时间的早晚和康复方法的正确性。及早康复医疗，老人的病残后遗症要少得多，并对老人有良好心理影响。早期患有慢性病而有功能障碍的老年人，更应尽早开始康复治疗，因年龄越大，身体功能的潜力越差,康复的效果也差。

国内外的康复专家们都主张康复训练应当尽早开始。即使在疾病急性期,当生命险兆基本消失、病情稳定,就可以开始着手康复医疗。例如,脑梗死患者的被动康复活动,可在发病后一周开始,轻症患者发病第二天就可以开始;主动功能训练在发病后 2 周就可以开始。脑出血患者病情稳定时,就可做动作轻柔的被动活动,发病 3~4 周后可进行主动功能训练。日本康复专家曾报告:两组 60 岁以上的脑卒中偏瘫患者,其中早期康复治疗的一组中有 37% 能在室外步行,而非早期康复治疗的仅有 10% 能在室外步行;早期康复组平均住院天数要比非早期康复组少 48%。心肌梗死老人在急性期,只要病情稳定无并发症,头一两天就可以进行被动和主动的肢体康复活动,第二、三周可下床坐椅子了。

早期康复医疗,首先可以获得良好的功能恢复效果,如脑卒中偏瘫患者的偏瘫功能恢复从 1~7 周开始,若在发病的 14 周开始,就很少再有神经学方面恢复和改善的希望;脑卒中失语症患者,在患病后 6 个月内大脑的语言中枢恢复较快,以后就慢了。因此,及早康复是十分重要的。

其次,早期康复医疗可以缩短病程、缩短住院期、减少住院费用、降低死亡率和病残率,使患者尽早痊愈康复。如在美国由于推行早期康复医疗,65 岁左右的无并发症的心肌梗死患者住院时间已缩短至两周,以后就可出院进行家庭康复。

过去康复训练主要安排在急性期过后,但最近国外的康复专家们要求患者在尚未出现后遗症之前,就采取相应康复措施,可减少重症后遗症的发生,这就是最新的"预防性康复"主张。

老年病学专家还发现,不少老年患者由于疾病导致"一次致残",另外还由于缺乏康复知识,形成"二次致残",加重了残疾程度。例如,脑卒中患者由于长期卧床引起褥疮、肺炎、尿路感染、肢体位置放置不当等,很易形成"二次致残"。

有句名言"健康,失去了才感到它的珍贵"。对尽早康复医疗能拯救许多老年人的健康和身体功能,同样有深刻意义。

三、关注老年人康复医疗的特殊性

老年人康复医疗从基本概念上讲,与针对一般成年人的康复医学并无特殊,但由于老年患者具体情况较一般康复对象复杂,遂使老年康复医疗有一定的特殊性,其特点可综合如下:

1. 需要在制定老年人康复计划前进行系统、全面的评估,既要掌握重点,又要注意动态变化及其内在联系,尤其是心血管与呼吸系统功能状态对老年人康复医疗来说是不可忽视的。

2. 精神和社会家庭因素对老年人健康、疾病及康复的影响较大,所以康复医疗中更应重视心理康复与社会及家庭因素的协调。老年人最怕寂寞,患病或外伤后,功能障碍妨碍其与人交往和参加社会活动。如果终日独居斗室、无所事事、孤独向隅,抑郁之感必然产生,这样衰老就会更快,康复医疗的效果也差,故要特别注意。

3. 老年人经常受一些退行性病症困扰,如腰背疼痛、关节痛、行动不便、头昏、乏力、易疲劳等,而这些病症,只能治"标"、不能除根的道理,有的老年人又不易理解,常到处求医,对此需耐心解释并给予适当对症医疗。

4. 老年人生活常有其特殊性。如有的喜欢独居、有的喜欢家人相伴、有的无子女照顾、有的经济条件好、有的经济条件差等,总之,各人情况差异较大。在康复医疗中,应视具体情况制定适合的康复计划。

5. 老年人康复目标重点应是解决独立日常生活能力,减少依赖他人,条件许可情况下,可以争取参加一些社交活动、文体活动,使精神生活更加丰富。

6. 老年人的康复医疗不但要尽早开始,还要循序渐进、持之以恒,要坚持不懈才能保持康复医疗的成果。家属的帮助、鼓励与耐心配合,老人康复治疗中也起到很重要的作用。

四、家庭康复是"必须的"

宏观来看,我国的"老年人口高龄化"和"不健康老龄化"趋势,在持续扩展,老年人照料压力持续加大,在我国2亿多老人中,完全丧失生活自理能力和部分丧失生活自理能力的近3750万人,占老年人口的18.7%;患老年慢性疾病者有1亿多,占老年人口的50%以上,而且随着老人年龄的增长,病残和功能障碍的比例越高。年龄越老,疾病越多,有的老人甚至要超过6种以上。

就以上海为例,每年约有7.5万老人患脑卒中,其中3.1万人有偏瘫、失语等后遗症,也就是说,每年新增3.1万个家庭需要照顾这些脑卒中后遗症的老人,除了老人本身带来病残的痛苦外,给家庭、社会带来了很大的压力。

现代社会中,老年患者的康复医疗,必须适应社会和经济现实。老年患者的家庭康复,在国外已有不少经验。在欧美等经济发达国家,虽然医疗条件、物质条件都比较好,专业康复医疗机构也很多,但在家庭中接受康复医疗的老年患者仍占相当大的比例,他们把家庭康复作为医院康复在家庭中的延续。

在英国,65岁以上老人接受家庭康复治疗指导的占42%,在英国从事家庭康复指导的专业护士有近2万人。在日本,因病卧床6

个月以上的老人有 42.2 万,占 60 岁以上人口的 3%;日本护士有半数参加家庭康复护理工作。

我国的老年病康复医学事业刚起步,就以国内医疗条件较好的上海市来说,上个世纪 80 年代专业老年康复中心只有一个,到目前为止,也仅发展到只有四所老年病康复医院,远远满足不了社会和广大老年患者康复的需要。因此,全国各街道、社区、乡镇开设老人家庭康复病房,已成为目前解决老年病康复医疗难,这个燃眉之急的良策了。老年人的家庭康复是老人自我保健,延缓老化,与老年自立康复有机结合的科学方法,也是适合我国国情的最佳方法。

在中国第一大城市上海,政府提倡"9073"的养老模式,即 90% 的老人在家庭养老,7% 的社区养老,3% 在机构养老;大多数老年人在居家养老的同时,注重自我保健,进行家庭康复,是符合我国国情的大势所趋。

老年患者家庭康复的好处有:

1. 家庭中的康复生活一般与老人病前生活习惯较为接近,是老人最熟悉、最能体会到安全感的地方。家属与老人间的感情也较为融洽,照顾也周到,老年人也容易安心康复,可减少老年人对医院和疾病的恐惧感、减少老人的心理负担,对老年患者康复的疗效,往往产生较好的影响。

2. 有的老年病是慢性的、长期的,如脑卒中后遗症不可能在短期内治愈,老年患者也不可能长期在医院住院。因此,对许多老年患者来说,家庭康复势在必行。

3. 老人在家里康复,可以避免医院病房的交叉感染。

4. 一般医院的病房拥挤狭窄,很多中、小型医院没有康复科,不利于老人的康复医疗。

5. 饮食调理是康复医疗的重要部分。对老人来说，家庭的饮食要比医院更顺心、更可口。

6. 我国有敬老爱老的优良传统，这就为老人在家庭中的康复治疗创立了良好的环境和条件。

家庭康复对老年患者虽有以上好处，但事实上，我国目前专业的家庭康复工作尚未全面开展。很多老年病患者在家，往往是只养老、不康复，得不到专业康复医疗的指导和训练，因此不少老人逐渐丧失了生活自理的能力，成为失能或半失能老人。究其原因是多方面的，但很重要的一点，是老年患者及其家属缺乏具体的家庭康复知识的指导；甚至有些社区医务人员、护理人员本身也缺乏康复医学的专业知识。因此，我们这本书正是为了此两个目的而编写。

五、老人家庭康复中要注意的问题

在家庭康复中，老人自己和家属应注意下列问题：

1. 要有积极的态度、坚强的信念

很多老人及家属对待老人手脚不灵活、行动不便等功能缺陷或残疾，觉得人老了就是这个样，不认为或者不知道应该进行康复治疗，或不相信经过康复治疗能有所改善，认为治不治都一个样。这样老人的功能就会越来越差，一日不如一日、一年不如一年。当然也有一些老人和家属有康复意识，对老年病的治疗和康复，采取积极的态度，不过总的来说，这样的老人及家属占少数。

因此，要推进老年病的家庭康复治疗，首先要加强老人及其家属的自我保健意识和康复意识，普及老年病防治和康复的知识。为此，要明确以下几个观点：

首先,老年病是可以预防和治疗的。根据个人条件并采取积极措施,"老而无病"不是不可能的,"老而少病"、"老无大病"更是我们现实生活中能做到的,但前提条件是要认真对待、积极防治。

其次,老年病造成的功能障碍可以通过康复治疗而减轻,功能亦是可以得到改善的。尽管与青壮年相比,老年人功能的康复存在着许多不利的条件和困难,但这些困难是可以克服的,如果老人不进行康复治疗就会发生永久性致残的后果。国内外大量康复医疗实践告诉我们,老人经过康复治疗,功能可得到不同程度的恢复,优于老人做康复医疗之前,对提高老人的生活质量大有帮助。

因此,老年人和他们的家属都应增强对康复治疗的信心,积极参与康复。尤其是家属,要多鼓励和支持老人进行康复治疗,为他们参与康复提供各种有利条件。

2. 设定家庭康复目标

不同阶层、不同经济文化背景的老年人对家庭功能康复的目标需求和期望有所不同。一般老年人的康复目标,最基本的要求就是生活上能自理、或者基本自理,也就是说,穿衣、吃饭、洗漱、清洁、大小便可以自理,不需要或基本不需要别人帮助,能适应家庭环境;能与家人有正常沟通并得到家庭和别人的一些关心、帮助和支持,使老人在心理上处于平衡状态,对生活不感到悲观失望;并且,对社区、本地或者全国的新闻动态有所关注,可通过电视、收音机等了解或与他人谈论国家社会大事,如身心功能许可,还参与一些力所能及的社区活动。

3. 尽早开始、持之以恒

我们已经知道老人尽早进行康复医疗有许多的好处。另外,从年龄角度来说,长期患有慢性病而有功能障碍的老年人,更应尽早开始康复治疗,因年龄越大,身体功能的潜力越差,康复的收获也较小;相反,在"早老期"(70岁以前)就开始康复治疗,这时身体的适应情况还不算很差,进行康复治疗效果较好,治疗后功能改善的巩固情况也较好。

　　需要特别强调指出的是,老年病的康复医疗一定要持之以恒。不论是肢体功能的恢复、还是精神障碍的治疗、或者是慢性病的康复,都不是一朝一夕就能奏效的;尤其要认识到,功能障碍的最终改善与恢复需要老人成千次反反复复的训练。老年康复医疗就是需要强调激励老人的主观能动性。家庭康复必须要长期坚持、持之以恒,"三天打鱼、两天晒网"是没有效果的;并且"不用则退、不用则废",已经恢复的功能若不坚持康复,也会再次废退,再要康复恐怕就十分困难了。

5

第五章

功能评估、康复计划和目标

　　康复医学的首要目标是恢复患者的身体功能。老年人因疾病、外伤或退行性变化导致身体全面或局部障碍(包括身体的、精神的、心理的),产生障碍的原因、部位、损害程度与个人体质、家庭、社会、经济条件均不相同,所以对家庭康复的要求和目标亦不一样。家庭康复措施要因人而异,采取不同的康复训练计划和方法。

　　在康复医疗前一定要进行一次功能评定(评估),其目的是通过评估掌握患者身心状态,明确障碍的性质、范围、程度、残存能力大小以及康复的有利因素、妨碍恢复的因素、代偿潜力等,以便能较正确地评估其预后,设定远期、近期康复的预期目标,还可选择康复措施,为制定康复治疗计划、程序、训练方法、运动剂量提供客观根据。评估就是为了对上述若干必要情况进行收集和分析资料的过程,是家庭康复中必不可少的程序之一。

　　在专业康复医院中,老年人的功能评估项目有很多,这里只介绍适用于老年人家庭康复的常用项目。

一、日常生活能力评估

老人日常生活能力可分为：

1. 独立活动：指一般日常生活活动能自理，不需其他人帮助。康复重点是矫正活动姿势，并逐步达到正确。如有的脑卒中偏瘫患者虽能独立行走，但步态不正确，活动平衡性差等。

2. 不能独立活动：有的老年患者虽不需要人帮助，但需要有人监护；有的老年患者需要在他人帮助下才能离床活动；还有的只能在床上并需要别人帮助才能活动。

3. 在器械帮助下可自行活动：如手杖、轮椅。

为了评价老人活动能力，可观察坐、立及行走状况，如：①卧床不起的患者，可观察其移动能力（如床上翻身）；能坐起的患者，可观察其坐起方式及坐位平衡能力（如平卧坐起时要不要人扶；坐位时要不要靠背；两手置膝上，两足踏地，能否坐稳；坐稳后被人推动时还能否保持稳坐）。②能独立由卧位坐起的患者，观察能否自己下床，能否独自站起来；不需要人扶或用手扶持他物时，能否保持坐位平衡（在检查中应注意保护老人，防止跌倒）。③能独立行走的患者，最好让其赤足在地毯上行走，注意观察其步态：手足活动是否协调、对称，躯干、骨盆有无异常姿势，步距大小、速度快慢；需要用手杖、拐杖、轮椅者观察其行走或使用的姿势是否合理与正确，轮椅驾驶能力如何等。

此外还要进行日常生活中的穿衣、吃饭等能力的评价。如进餐动作，观察患者是否会拿筷、握匙、取食、咀嚼等；穿衣动作，观察穿脱对襟的或套头的衣服、扣纽扣、穿袜、穿鞋、系鞋带等动作的能力。

只有全面、正确的评价后,才能根据结果确定要训练哪些方面能力并制定训练方案,进行家庭康复锻炼。

老人随着身体的衰老、肢体活动的不灵便、器官功能的减退,迟早会出现日常生活自理能力的下降,需要依靠家庭或社会的照顾。对残疾或功能障碍的老人来说,日常生活能力也从一个侧面反映了老人的衰老和疾病情况。

下面介绍日本常用的老人日常生活能力评定量表,可以对老人的日常生活能力、是否有失能或半失能情况等,做出数字量化的评估(表5-1)。

表5-1 日本老人日常生活能力评定量表

得分 项目	2.5	2.0	1.5	1.0	0.5	0
饮食	自理	缓慢	困难	需帮助	不能	不知
大、小便	自理	缓慢	困难	需帮助	多失禁	不知
起立	正常	缓慢	困难	需帮助	不能	不知
步行	正常	缓慢	困难	用拐杖帮助	不能	不知
活动范围	正常	附近	困难	室内	床上	无主动活动
穿衣	正常	不整齐	困难	需帮助	不能	不知
个人整洁	正常	草率	困难	需帮助	不能	不知
环境整洁	正常	草率	困难	需帮助	不能	不知

如果老人评估总分在 16.5~20 分为无行为能力缺损;12.5~16 分为行为能力略有减退,有失能和半失能先兆;8.5~12 分为行为能力有轻度缺损,有半失能;4.5~8 分为行为能力有极度缺损,有失能。

有不同程度行为缺损的老人在康复医疗时,可从这些方面进行努力,提高自身生活的能力,又能随时从计分中判断恢复的程度,增强锻炼的自信心。这些生活能力的改善,不仅反映了患者行为能力的提高,也能间接证实其大脑功能有改善,增长了家庭生活自理能力及社会生活能力的信心,使生活质量得到提高。

二、社会生活能力评估

一个人的社会生活能力是由其智力、心理、精神和情绪状态所决定的。在老年康复中,对老年人进行社会生活能力的评价,可以了解老人的智能和心理状态,在家庭和社会的处境,是否有孤独感、遗弃感、性格异常等,从而可以采取相应康复措施。

老年患者社会生活能力评价方法,可参考表5-2。评分方法:经常为10分;偶然为5分;无为为0分。

表5-2 社会生活能力评价方法

项目	经常	偶然	无为
1. 与家人有接触、谈话			
2. 外出访友或与朋友一起闲谈、下棋、文娱活动			
3. 接待亲友来访			
4. 外出购物或到图书馆、文化站活动(个人)			
5. 对国家大事、国际新闻、地方动态感兴趣(看电视新闻、听广播、看报)			

总分在 40 分以上为社会生活能力正常;30 分以上为社会生活能力一般;20 分以下为社会生活能力差。

三、肌力损害的评估(肌力测定)

对肌力损害作出评价是良好的病残诊断所必不可少的,在康复医疗中具有重大意义。最简单的方法是对患者肌肉施加不同的压力,并且按照患者克服该阻力的能力对肌肉进行分级。

具体方法是:将患者置于一个适宜位置,嘱其活动患肢到最大的活动范围,测其肌肉对抗地心引力或不同阻力的能力,然后按所指定的肌肉或肌组活动能力区分等级,用感觉和视力判断该肌肉的活动能力。肌力可分 6 级:

0 级:肌肉完全无收缩(完全瘫痪)。

1 级:肌肉稍微有收缩。可以看到或摸到该肌肉收缩,但不能使关节活动(接近完全瘫痪)。

2 级:肌力差。肌肉收缩可以使关节活动,顺着地心引力运动,但不能抗引力(重度瘫痪)。

3 级:肌力尚可。仅有抗引力收缩,但如同时加上阻力,则不能运动该肢体或关节(轻度瘫痪)。

4 级:肌力良好。有抗引力或抗阻力的收缩(接近正常)。

5 级:肌力正常。有抗强阻力的收缩(正常)。

以上简单的手法,只是用来测定肌肉的瘫痪程度,而且只能表现肌力大小而不能表明肌肉收缩的耐力。此评估仅供在老人家庭康复过程中考虑。

四、关节活动范围的测定

老人患骨关节疾病后,由于同时合并的周围软组织损伤,疼痛、制动、长期的卧床及后期的瘢痕挛缩等,均可引起关节活动范围缩小。神经的损伤也会导致关节活动范围的异常,如周围神经损伤引起关节活动度减小,中枢神经损伤的软瘫期会有活动度增大、痉挛期则关节活动度明显减小。

常用的关节活动范围测定的方法有通用量角器检查法。用于关节活动范围检查的量角器,一般是由一把半圆量角器或全圆量角器、一条固定臂和一条移动臂构成,使用时按照检查要求使老人身体处于适宜体位,首先使待测关节按待测反向运动到最大幅度,把量角器圆规的中心点准确地放置到代表关节旋转中心的骨性标志点上并加以固定,把固定臂按要求放置到同一端肢体上的骨性标志上或沿一端肢体的纵轴放置,或处于垂直或水平的标准位置,再把移动臂对另一端肢体上的骨性标志或与该端肢体纵轴平行放置,然后读出关节所处角度。一般可用于踝关节、膝关节、髋关节、肩关节、肘关节、腕关节、指关节的测定。

五、平衡与步行功能的评估

在家人的协助下,老年人可在家庭的环境内进行平衡功能和步行能力的简单评估。

(一)平衡功能评估

以下三种平衡试验适用于一般老人(不包括下肢瘫痪、骨折的老人)。评分分为 0 分、1 分、2 分、3 分四种,评分越低,表示平衡障碍越严重。

1. **坐位平衡试验**

(1) 静态坐位平衡试验:老人端坐在一椅上(两足踏地),或坐在床边,两手放在大腿上。计算能维持住正坐位的时间。完全不能维持记 0 分,仅能维持在 20 秒以下者 1 分,20 秒至 1 分 30 秒记 2 分;正常反应维持平衡(不需双手辅助)记 3 分。

(2) 对抗推力平衡试验:老人按上述姿势坐稳,然后由检查者从其身体左侧用轻力将其上身向右侧推,观察其上身能否作出平衡反应维持正坐位;再从其右侧用轻力将其上身向左侧推,观察其上身能否作出平衡反应维持正坐位。完全不能维持平衡记 0 分;几乎要倾倒,经用双手支撑协助维持平衡记 1 分;用手扶助后较易且迅速恢复平衡记 2 分;正常反应维持平衡(不需双手扶助)记 3 分。

2. **立位平衡试验**

(1) 两足平行站立试验:两腿分开站立同肩宽,两手放在身旁,上身保持正直,闭眼。0 分不能完成;能稳定站立 5 秒记 1 分;10 秒记 2 分;20 秒记 3 分。

(2) 两足前后站立试验:两脚一前一后站立(如步行状),两脚板贴地,两手贴身旁,面向前方,闭眼。0 分不能完成;能稳定站立 5 秒记 1 分;10 秒记 2 分;20 秒记 3 分。

3. **综合平衡试验**

又称起立行走试验。患者面向墙壁;离墙 3 米坐于椅上,嘱其从坐位站起来,稳定 20 秒,然后向墙走去,到墙边转身返回再坐于椅上。不能从坐位站起来,稳定 20 秒为 0 分;走到墙边,不能转身记 1 分;转身后能返回椅边,不能在 20 秒内再转身坐下记 2 分;再转身坐于椅上记3分。

经以上测试后,如老年人平衡能力差,就存在着发生跌倒的危险因素,有必要进行平衡功能训练。

(二)步行功能评估(表5-3)

表5-3 步行障碍程度的分级

- 无法独立步行(0~3)

0级 无论使用任何扶助或支持手段,都完全无法步行

1级 在极有力的扶持下,能在室内短距离步行,但无法在户外步行

2级 在中等程度的扶持下,能在室内步行,但需极有力的扶持,才能在户外步行

3级 几乎不需要任何协助,就可在室内步行,但户外步行仍需协助

- 有时可独自步行(4~6)

4级 从一房间步行至另一房间,不需协助,但步行太慢时,则需要辅助器具

5级 从一房间步行至另一房间没有困难,有时候在户外不需要支撑物也能步行

6级 短距离步行没有困难,户外步行一般可独自进行,但无法作长距离步行

- 经常可独立步行(7~10)

7级 步态明显异常,速度很慢、且有拖拉步态,姿势明显障碍,有时突发急步现象

8级 步态不正常,步行缓慢,姿势稍有异常,有轻微突发急步现象,步行转换方向有困难

9级 步态及步速只有轻微异常,姿势无异常,步行转换方向仍有困难

10级 正确步行

六、制定家庭康复的计划和目标

老年患者康复医疗的主要目的是保存或恢复老人的日常独立生活能力。从康复医学的角度来看，训练本身就意味着治疗，而且康复治疗效果，只有通过训练才能真正获得。老人的日常生活能力，决不能从吃药、打针，或者从手术中获得。一般来说，老人康复医疗效果往往取决于康复医疗方法的正确性与开始时间的早晚。在进行家庭康复医疗之前，首先要在社区家庭病床巡回医师的指导下，由老人及家属一起制定家庭康复程序和计划，这是十分必要的。

（一）制定家庭康复计划时需要注意的几个问题

1. 制定家庭康复计划时，不仅要针对疾病，还要考虑到每个老年患者的具体情况。可先向家属了解发病前老人的身体活动水平，再对老人当前的身体与心理状况作出判断，如疾病的情况、肢体功能、行动能力、自我料理（如穿衣、进餐、梳洗、刷牙等），老人对所患疾病的态度，对康复医疗的自我信心等。当然，老年患者的心理、身体状况会不断发生变化，所制定的程序和计划也不是一成不变的，应随时调整。

2. 日常独立生活能力的康复训练，往往短期内不会奏效，有时效果也不会长期保持，因此需要反复训练、反复矫正。

3. 家庭康复训练可以先安排被动运动，再安排主动运动；先做简单动作，后做复杂协调动作；先小运动量，后逐渐加大；先健侧活动，后患侧活动；先短时间，后逐渐延长训练时间。

4. 家庭康复程序的进展，要根据老人家庭康复训练后体力和肌力改善情况,再逐步加大训练量,要循序渐进,不要操之过急。要随时根据出现的情况决定训练量。

5. 家庭康复的项目和方法的安排,可视老人及家庭具体情况而定,所做的训练都要个体化。原则是训练的内容要使老人都能够做到,逐渐增添新的内容。

6. 基本活动动作的训练,如关节活动、坐位平衡、移动动作等,是老人生活自理的先决条件。基本活动的训练程序,相当于老人的第二次"学习"走路,可以从卧床→坐起→站立→行走→爬坡→上下楼梯,这样的程序进行。

7. 对老人进行日常生活活动训练的程序,可逐步开展,需要先解决的生活动作,可先训练;也可按照老人的能力,先易后难地解决,并把某一生活动作分解成几个简单动作进行训练。

8. 制定老人家庭康复计划时,要有实事求是的期望值。任何一个老年患者,通过康复治疗都可获得功能的改善和恢复,但功能恢复的范围和程度各不相同,它取决于每个老年患者康复潜力(受损伤水平和病变的性质、严重程度)、本人积极性和家属的支持,以及康复指导水平等因素的影响。老年患者的康复潜力,比青壮年患者要小得多,他们对康复期望值也较低,对康复的需求也简单得多。这是老年患者的实际情况,应以此为根据实事求是地设计老年患者的康复程序,不要企求过高,脱离实际,更不要与人攀比。一般应以生活自理,提高生活质量为主要目标。

9. 对老人的家庭康复训练,老人或家属要做好详细的记录。内容包括日期、训练项目、每日做几次、每一次所需时间、训练情况、功能改变情况、老人有何不适或自我感觉等。

（二）需要面对老年人身心功能衰退的现实，采取相应的对策

1. 老人肌力较差。一般 65 岁老人的肌力只相当于在青年全盛时期最大肌力的 60%，即丧失了 40% 的最大肌力。因此建议：①老人在运动疗法的项目中，不做或少做力量性练习，如果需要做，所负重量也应是很小的；②老人进行一般的肢体运动时，中间要多休息。

2. 老人心肺功能及脑血循环比青年时期衰退。30 岁以后，肺活量以每年 24.4 毫升的幅度逐年下降，运动时最大耗氧量（这是心、肺、血循环功能的综合指标）每年以 1% 的幅度逐年下降；脑血流量比青年时期少了 17%~36%，脑摄氧量少 9%。因此建议：康复运动训练时，要采用较小的运动强度，避免过劳。

3. 老人运动时，可能会出现血压偏高，尤其在较强运动时，血压出现急剧增高的反应。因此建议：老人进行康复训练时，避免剧烈运动和速度太快、身体位置急剧转变的运动。运动前做准备活动，运动后做放松活动。

4. 老人记忆力、注意力和学习效率都会出现明显下降。因此建议：①老人康复训练方法及重新学习的技能，要从简从易，避免复杂化，家属要耐心指导和帮助；②老人训练要循序渐进，从少到多、从简到繁、从易到难；③新技能学会并经适应一个阶段后，再进一步训练另一新的技能；④可采取形象教学，甚至电脑辅助训练，便于反复练习。

5. 家庭康复中，老人可能会表现情绪不振，对康复缺乏兴趣，信心不足甚至有抑郁状态（据统计，老年病患者中，28%~50% 的老人会有精神抑郁）。因此建议：①对老人进行心理治疗，医护人员及亲友对老人进行鼓励，最好有康复病友现身说法；②采用有趣味

性、激励性的康复练习;③通过多次对功能的康复进行复查评估,可显示进步,增强老人信心。

(三)确定家庭康复的目标

对老年患者当前身体功能、精神和情绪方面状况进行评估后,就可以确定老人近期和长远的家庭康复目标,并可制定为达到目标所需要采取的家庭康复措施。

实际上很多老年人患有多种疾病,功能障碍也不止一种,在需要康复的老年患者中,大约35%的人有4种以上的复合型功能障碍。所以在制定康复程序前,对老年功能障碍情况一定要有全面了解。如明确老年患者的哪种功能障碍可以得到康复,哪种功能障碍仅能有一定程度改善,康复中可能会出现哪些并发症等;对可能影响康复的因素也要充分了解,如年龄、家庭、经济状况、营养、性格、疾病种类和程度等。

老年康复的目标可分近期和远期两种。

1. 康复近期目标

所谓近期即发病后住院至出院期间,康复应和急症抢救同步开始,时间因病种而不同,如急性心肌梗死1~2个月等。康复近期目标应是设法保持老人残存功能和恢复丧失功能,争取生活自理。有的老人出院后,近期康复还可在家中继续进行。

2. 康复远期目标

老年患者远期康复(家庭康复)一般指急性期、恢复期后的一段较长时间,目标是维持康复疗效,争取生活自理并回归社会。

老年患者远期康复的最大难点是康复疗效的退步问题。据报道,70岁以上老年患者康复出院后3~5年,大都有不同程度的功能退步,原因与高龄和不能坚持康复医疗有关。

老年患者家庭康复远期目标,属于维持性康复医疗,主要是增加老人生活活动能力,增强体力的体疗和减少病痛的治疗。当然,某些疾病的病情可能随病程而日益加重,如类风湿性关节炎、癌症等,维持日常生活活动仍是其康复目标;但应随病情的变化,要不断修正康复措施,减少痛苦,此时以维持老年患者身体上、心理上和周围环境上的安适为主要目标。

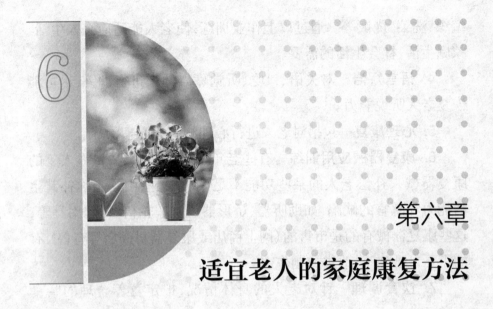

第六章

适宜老人的家庭康复方法

老人家庭康复的方法,基本上与康复医疗机构原理相似,只是在家庭中可以就地取材、更简便一点。具体方法应视每一个老年患者的身体情况和家庭条件而定,只要做到安全易行、轻松康复就好,同时要重视心理康复在老人家庭康复中占有重要的作用。

一、适合家庭康复的方法

1. **物理疗法** 常用的方法有按摩、推拿、冷敷、热敷、穴位磁疗、水疗等。

2. **医疗体育** 包括医疗体操、简易的器械锻炼,如体操、气功、太极拳、散步、保健球、保健圈、保健哑铃等(也可把按摩、推拿、穴位磁疗、气功、太极拳列为中医疗法)。

3. **作业疗法** 可分为两部分:①日常生活动作的锻炼,如衣、食、住、行的基本技巧训练;②家务劳动动作的锻炼,如养花、养鱼、编织、洗菜、烧饭等。通过以上作业训练,使老人能适应个人生活、家庭生活、社会生活的需要。

4. 语言矫治 对失语、口吃、听觉障碍的人进行训练,尽可能恢复老人听说能力。

5. 心理康复 包括对老人进行心理测定和心理治疗。

6. 康复器械应用训练 有些老年病所致残疾,要依靠人工的康复器械来补偿老人的某些功能不足,或靠某些用具来弥补其生活能力和感官的缺陷,如助听器、矫形器、拐杖、轮椅、特殊用具等,这些康复器械有的是市售的(网上商店或康复器材商店等有售),有的需要自己加工、改进或制作。

7. 饮食调理 针对老人的身体情况,拟定营养合理的膳食食谱。

8. 临床康复 通过定期门诊、随访或社区医生巡视家庭病床,应用药物和护理手段,对老人进行必要的临床处理,以减轻症状,预防并发症发生和促进功能恢复。

9. 文娱治疗 根据老人的不同爱好,安排各种适宜老人的文娱活动,来帮助老人康复。如看文艺节目、电视、听音乐,玩棋类、麻将、扑克,以及钓鱼、养花、养鸟等。

二、适宜家庭康复的物理疗法

物理疗法在老人康复医疗中是一种常用的方法,往往可起到药物所不及的作用,并且又无副作用。随着电、光、超声学等科室的发展,物理疗法也取得了很大进展。限于家庭的条件,以下介绍几种能在家庭中开展的方法。

1. 热敷

具有消炎、止痛作用。热敷温度不宜过高,防止老人皮肤烫伤。禁忌证:一些不明原因的急腹症、牙面部急性炎症、急性扭伤伴出血以及脏器内出血等,不适宜热敷。

热敷的方法有很多种:

(1) 热水袋热敷:水温通常为 50~60℃,袋里装水 1/3~1/2,检查无漏水后,用布包裹,放置在老人的患处,每次 20~30 分钟,每天 3~4 次。

(2) 热湿敷法:在需要热敷的局部皮肤上涂些油(凡士林、食用油),盖上一层薄布,之后将折成块的小毛巾或旧布放在热水中浸湿、拧干敷在患处,上面再加盖干毛巾,以保持热度。温度以患者能耐受不觉得烫为原则,约 3~5 分钟更换一次,持续热敷 20~30 分钟,也可在患处干毛巾上面放热水袋保温。

(3) 沙热敷:将细小均匀的沙粒,洗净晒干,沙粒炒热加温至 50~58℃后,装入布袋置于治疗部位,每次治疗 30~60 分钟,每天一次,20~30 次为一个疗程。

2. 家庭水疗法

水疗是一种最古老的理疗疗法,几千年来中医学在水疗方面积累了许多经验。水是一种具有良好的导热性能、传热较快、热容量较大的介质,其导热的方式有传导及对流两种。某些水疗法除温度(冷及湿热)刺激外,尚有较明显的机械刺激作用(如淋浴、漩涡浴、喷流、气泡浴等)及化学刺激作用(如药物浴、矿泉浴等)。

水的温热作用于人体,可达到镇痛、缓解肌肉痉挛、吸收炎性产物的目的;寒冷亦可有镇痛、收缩局部血管作用;强冷可使神经末梢麻木,用于出血及创伤性疼痛。

由于水疗法设备简单,可在家庭中进行,如盆浴、淋浴、坐浴、药物浴等。水温宜在 32~45℃之间（根据具体治疗目的和患者体质而定），时间一般为 15~20 分钟。体质虚弱及严重心力衰竭者，不宜用热水浴，以免增加心脏负担；年老者水浴时间不宜过长；空腹及饱餐后不宜进行浸浴治疗。水浴后应擦干皮肤和注意保温。家属最好在浴室内装有"报急铃"，以备不测。

以下的水疗法，具有松弛肌肉、加强血液循环、提高代谢率作用，适合家庭应用的有：

（1）盐水浸浴：在盆浴里进行，浴水含食盐浓度为 1%~1.5%，水温 38~40℃，每次 15 分钟，每日或隔日一次。对各种关节炎、多发性神经炎有效。

（2）苏打浴：在浴水中加入 50~100 克苏打粉，水温 37~38℃，适用于老年皮肤病。

（3）手足浴：用水桶，水温在 40℃左右，手或者足在桶内浸浴 5~10 分钟，可治疗支气管哮喘、脑血管痉挛、失眠症、鼻炎等。

（4）坐浴：水温 38~40℃，每次坐浴 20~30 分钟，另加 0.0125% 高锰酸钾（水呈淡红色），可用于痔、前列腺等疾患。

（5）水中运动：老人还可利用水的浮力对肢体减重来进行肢体运动训练；或者可借助于充气物的浮力辅助支撑，在水中浮起并进行各种水中运动（宜在居住小区泳池或家中有大浴缸条件下进行）。

1）辅助运动：利用水的浮力，可以有效地减轻身体的重量，当躯干沿浮力的方向做缓慢运动时，浮力对运动起到辅助作用。这会使患者在良好的心理状态下得到锻炼。

2）支托运动：当肢体浮起在水面做水平运动时，受到向上的浮力支托，抵消了肢体的重力，因而沿水平方向的运动会比较容易、轻松。不过，老人在浴缸水中进行肢体运动训练时，应有家属陪同较为安全。

3. 悬挂和牵引

悬挂和牵引是老年患者在家庭中常用的两种康复方法,所用器械较简单,康复效果亦较好。

(1) 悬挂:悬挂是指身体的某一部分或全身,用三角巾或吊带支持。根据不同的要求,悬空于不同的高度;三角巾是用一般的布制成三角形状的制品,大小也可根据不同需要而定。悬挂适用于瘫痪或无力肌群的功能恢复。由于悬挂时,肢体重量被完全支持且毫无摩擦阻力,因此可进行该悬吊下所能允许的各种自由活动,如脑卒中偏瘫、心肌梗死的老人,若患有肩—手综合征、肩关节疼痛,可以用三角巾把手臂悬挂起来,不但可以减轻肩部疼痛,还有利于手部的功能康复活动。

(2) 牵引:家庭康复治疗中,用自制或市售牵引带和装置,对老人某个部位进行牵引。如常用于治疗老人颈椎病的颈椎牵引、治疗腰椎间盘突出症的腰椎牵引,以及改善和增进老人四肢关节功能活动的功能牵引。在家庭中,老年病常用的是颈椎牵引和功能牵引。

1) 颈椎牵引:通过牵引每一颈椎椎间孔,椎间隙可增宽 2.5~5 毫米,一些不适症状即可缓解。可通过安装在门框、窗框上 1~2 个木质或铁质滑轮,悬挂砖头、沙袋、铁块等重物进行牵引。

吊带必须安置于下颌和后枕部,以使牵引力着力于下颌和颈部,并注意调整使后枕部牵引力大于下颌部。牵引力可在坐位、卧位下进行,采取持续牵引(牵引 1 小时、间断 20 分钟)或脉冲式(牵引数分钟、休息数分钟,反复进行)牵引;重量可从 2~3 公斤开始,逐渐增至 10 公斤;每天 1~2 次。卧位牵引时,重量可较坐位时略小些,坐位牵引时颈部肌肉必须放松,否则影响牵引效果。牵引时,头取前倾 20°~30° 位能提高治疗效果。若力量过重或着力不当,就会引起下颌关节疼痛。

2) 功能牵引:根据老人各关节功能受限情况,通过固定近端肢体和关节,利用挂重或滑轮挂重牵引挛缩的组织或者松解黏连。牵引重量应根据具体情况和部位而定,一般以能克服组织的黏滞阻力、但不超过组织的弹性限度为宜,即每次牵引中老人应该不产生疼痛为宜,挂重常从 0.5 公斤开始,隔日或每周增加牵引重量一次。牵引时,老人肌力要放松,防止产生对抗的影响。

3) 老人牵引治疗的注意事项:①高龄老人不宜进行强力、长时间牵引;②牵引带放置要正确,如有不适及时停止牵引;③老人治疗完毕,宜缓缓起立,以防突然晕倒。

三、运动疗法在家庭康复中的应用

运动疗法又称体育疗法,是康复治疗中很重要的方法。通过医疗性的运动锻炼,既可促进肌力、关节运动度、步行等运动功能的恢复,又可改善心、肺功能,增强体质,还可以调节和改善精神状态。

1. 适合老年患者家庭康复的主要运动疗法

(1) 传统运动疗法:如太极拳,能放松身心、活动四肢,适宜一般老年人群;八段锦刚劲有力,适宜增强肌力、锻炼关节的老人;还有气功等。

(2) 医疗运动:如散步、快走、慢跑、游泳、打乒乓球等,能增强体质、增加心肺功能耐力,适宜体质尚可的老年人群。

(3) 医疗体操:如关节操、抗力体操、呼吸体操、步态训练、放松体操、治疗性游戏(投篮、拍球、积木)等。

2. 70岁以上老人的家庭康复运动锻炼

当今老人70岁已不稀奇,70岁以上的老年人是美国增长最快的人群。在我国人均寿命已超过75岁,所以70岁的老年人已在人群中占有重要地位。但是以往对老年人运动锻炼的研究多是关注70岁以下的老人,现在这些人通常是比较健康的,随着人口老龄化加剧,应该多关心70岁以上老年人的健康问题,尤其是运动康复问题,是"健康老龄化"的重要内容之一。

美国密歇根大学研究人员在美国大众健康协会的会议上报告,通过对70岁以上老年人观察,每周只要二次、每次40分钟强调弯曲与伸展的运动训练,三个月内即可明显增进其健康状况。他们还对100名75岁至96岁男女老人进行研究(这些老年人多单独居住,常患有关节炎、心脏病和糖尿病等慢性病),经过三个月,每周二次的轻度有氧运动后,平均血压大大降低;其弯曲、平衡与稳定和慢速移动能力都显著改善,减少了跌跤等意外事件发生的危险性;每位老人都感到关节炎疼痛减轻,心理情绪亦变好。所以我国70岁以上老年人不妨一试。

适宜我国70岁以上老年人健身运动的方式很多,如太极拳、慢动作的舞剑、有动作的保健气功、新近出现的城市社区大妈的广场舞、广场操都适合。可以肯定地说,每天或每周至少二次的这类运动对70岁以上的老年人健康是会带来好处的。

3. 老年人家庭康复运动疗法的原则

老年人运动疗法的目的是功能康复、健身益寿。由于老年人健康基础情况各异;生理老化加速的客观存在,身体的各种功能也在衰退,所以运动疗法时应注意以下原则:

(1) 要"量力而行",这是老年人运动疗法的首要原则,老年人的运动锻炼务必要实事求是,不能勉强,绝不要做超越自己体力负荷的运动项目和运动量,在运动过程中也应适可而止,更不必与别的老人攀比。

(2) 要"循序渐进",不能操之过急,运动量要从小逐渐增加,以不感到疲劳为度。

(3) 要"持之以恒",这关系到老年人运动疗法是否收效或收益大小的问题,如果不能坚持运动,则往往不能取得效果。当然在生病时或不舒服时,临时不做运动锻炼也是可以的,但绝不要因此而放弃运动。

从康复功能、预防疾病和增进健康的角度看,最好每天锻炼,至少每周不少于 2~4 次,每次 20~40 分钟为宜;上午八点后或傍晚锻炼都可以。如果停止锻炼时间超过二个月以上,以后等于从零开始。

4. 老人家庭康复运动疗法的益处

(1) 老人的运动疗法既是局部治疗,也是全身治疗。肌肉活动的锻炼,既对局部器官起到锻炼作用,对全身脏器也能产生积极影响,从而加快疾病的康复,加速功能和生活自理能力的恢复。运动疗法不但可以增强全身的体力和抗病能力,还可以达到预防疾病效果。例如,运动疗法能提高老人的代谢能力,65 岁老人有氧代谢的能力,只为 25 岁年轻人的 75%,若老人患病和少动,更加速这种能力的减退。运动疗法,能提高吸氧能力 10%~20%,有利于老人机体的代谢和解毒过程,对心血管系统、呼吸系统、神经系统、骨关节功能、老人精神因素都有了良好的影响。

(2) 运动疗法与其他治疗方法相比较,更适宜老年患者的家庭康复。因为运动疗法是老人的自我治疗,可以调动老人的主观能动性,老人自愿参与到锻炼和治疗之中,有助于身心的积极康复。

(3) 家庭康复运动疗法亦适合那些因疾病残疾引起的活动功

能障碍的老年患者。虽然有的患者可以直接恢复，但还有好多老人需要借助别人扶持、拐杖、轮椅，或者借助身体其他部分来代偿。这些病残以后碰到的新问题，必须通过一定的运动疗法训练才能逐步适应。

因此，老年病的康复运动疗法是老年患者康复医疗的基础。

5. 家庭康复运动疗法的适应证与禁忌证

（1）老年病康复运动疗法的适应证：根据国内外康复医学的资料，一般认为以下各类老年性疾病，应用运动疗法可取得较为满意的效果，或有较大的实用意义。

高血压病（临界期，Ⅰ、Ⅱ期）、冠心病（稳定型心绞痛，心肌梗死恢复期）、动脉硬化、肢端动脉痉挛病、慢性支气管炎、肺气肿、支气管哮喘、肺结核（吸收好转期）、胸膜炎、胃炎、消化性溃疡、慢性便秘、内脏下垂、糖尿病、肥胖病、高脂血症、脑卒中偏瘫、面神经炎、神经官能症、四肢骨折后、脊柱骨折后、各种原因的腰腿痛、劳损性腰痛、颈椎病、肩周炎、类风湿性关节炎等。

（2）禁忌证：老人疾病的急性期、发热、全身衰竭、脏器功能丧失的代偿期、癌症有明显转移倾向时，以及运动过程中可能会发生严重并发症的，如动脉瘤、血管神经干附近有金属异物等。

四、被动运动、助力运动和主动运动

康复运动疗法对老年患者来说是十分重要的，可以起到通利关节、强壮筋骨的作用。不论是卧床老人，还是可以起床的老人，除了非固定不可的关节疾病以外，都应尽量使全身各个关节肌肉得以活动。

按生物力学原理划分，康复运动疗法可分为三种，即被动运动、助力运动、主动运动,可以根据老年患者的具体情况而定。

1. 被动运动

被动运动是全靠外力帮助来完成的关节运动。家庭康复中,多由家属或老人自己用健康的一侧肢体来协助锻炼,可以是一个关节锻炼,也可以多个关节锻炼。一般适用于各种原因引起的老年病人肢体关节功能障碍。被动运动能起到放松痉挛肌肉的作用,也有预防肌肉萎缩、恢复或维持关节活动功能,并结合意识运动,促进主动动作出现等作用。

给老年患者做被动运动,并不是做左、右、前、后、上、下随意地牵拉和摇动,而是有一定的方法、程序的。否则,反而会引起老人的疼痛和关节损伤。家属给老人做被动运动时,应注意以下几点:

(1) 确立被动运动的程序是从肢体的远端到近端、还是近端到远端。若以改善血液循环为目的,可从远端做至近端;若用于治疗神经瘫痪,可从近端做至远端。这里所指的肢体远端、近端,是指距身躯的远、近而言。

(2) 老人做被动运动时,肢体要充分放松,置于舒适和自然的体位。活动的关节部位要得到充分支撑,近端关节要有固定或依托。

(3) 家属用以扶持的手,愈接近老人需做被动运动的关节愈好,活动中可稍加牵引。在活动的最后应对关节稍加挤压。

(4) 做被动运动时,家属动作应慢而柔和、有节律性,避免冲击性强行活动,应尽量不引起老人明显的疼痛。当关节有显著黏连时,避免强行运动。

(5) 做被动运动时,宜逐步增大被动活动的幅度和范围。

(6) 被动运动必须每日至少进行 2 次以上,并持之以恒,才能收到效果。

（7）家属在做被动运动时，患者应进行相应的"假想"运动。如做髋关节被动运动时，患者努力用相应的意念想象做髋关节屈曲与伸展运动，以促使神经冲动的产生和传递，有助于运动器官的恢复。

（8）偏瘫老人除患肢做被动运动外，健侧上、下肢也宜做相同的动作，这样可以通过健侧神经冲动的扩散，影响患侧的肌肉群，有利于康复。截瘫老人除做下肢训练外，健康上肢和躯干的锻炼，同样有带动下肢肌力恢复的作用。

2. 助力运动

助力运动是老人患肢在没有足够的力量来完成主动活动时，可由家属或本人健侧的肢体、或者利用器械提供力量来协助患者运动。一般适用于老人创伤后，无力的肌肉和不全麻痹肌肉的功能练习，以及体力虚弱的老人。

助力运动应以老人自己主动用力为主，外界助力为辅。助力应与主动用力配合一致，并应避免外界助力代替老人主动用力。为了能使老人尽快地恢复关节活动和肌力，助力常只用于锻炼活动的开始和结束部分，中间有老人主动收缩来完成。在运动中应注意，防止不必要的关节和肌力群参与；每次运动后都应给予适当的休息；随着老人肌肉力量的不断恢复，应该逐步减少助力的作用。

3. 主动运动

主动运动锻炼，在老人康复运动的锻炼中应用较广泛。多用于恢复体力，增加关节活动范围，改善神经肌肉的协调性、速度与耐力，以及增强内脏功能等方面，如治疗脑卒中后偏瘫、帕金森病、骨关节外伤、骨关节退行性变化、冠心病、老年慢性支气管炎、糖尿病等。

以下介绍适于老年患者在家庭中进行主动运动锻炼的几种常用方法：

（1）增强肌力锻炼：方法是老人克服外力给予的阻力完成练习动作，对恢复和加强肌力极为有利。一般可采用负重方式进行，如用沙袋、塑料哑铃、扩胸器、皮筋等。练习时，可采用渐进练习的方式。

具体方法是先测定某一肌肉群动作，能完成重复 10 遍的最大负荷量，取此量为练习基数，第一组练习取此量二分之一，重复 10 遍；第二组取此量的四分之三，重复 10 遍；第三组用全量，重复 10 遍，每天一次。每一组练习之间可休息 2~5 分钟，每周复查重复 10 遍的最大负荷量，为下周锻炼的基数。

（2）放松练习：主要应用于高血压、血栓闭塞性脉管炎和支气管哮喘等老年患者。也可用于各种康复活动锻炼后做的放松动作，以消除肌肉疲劳。

1）对比法：如用力握拳、放松；用力展腕、放松；用力展腕或伸肘、放松；用力外展肩、放松；最后整个上肢一起用力、再放松。下肢和躯干的放松动作也是如此。在做放松动作的同时，能配合呼吸更好，即用力时吸气，放松时呼气。但有中度高血压或肺气肿的老人不宜用此法。

2）交替法：因为人体大部分骨骼肌肉都是有拮抗作用的，即一部分肌肉收缩，另一部肌肉必定会舒张。交替法就是根据拮抗作用的原理，利用主缩肌肉的紧张收缩而使另一部分肌肉松弛。

3）暗示法：老人思想集中于身体某一部位。如果要使某一肢体放松，先要想到它"很重"、"很重"，并重复数次，直至该部位显示松弛。此时老人如欲抬起该肢体，但感觉"瘫软"而无法移动它，并会有漂浮一样的感觉。

4）摆动肢体：上肢或下肢做前后放松摆动，直至肢端有麻木感为止。这种摆动特别适用于减轻帕金森患者的强直性震颤。一般多用于肩、髋、膝关节。

（3）呼吸练习：老人处于放松体位，常采用半卧位。也可配合暗示法一起练习，即在该部位轻轻加压，吸气时对抗此压力。

（4）协调练习：多应用于罹患脑卒中、帕金森病的老人，练习包括上下肢运动的协调；四肢和躯干、左右两侧肢体的对称或不对称协调。协调练习应逐步由简单到复杂，由单个肢体到多个肢体的联合运动。上肢和手主要是练习精确性、反应速度、动作节奏性，下肢的协调动作主要是练习正确的步态。

（5）平衡功能的锻炼：常用于患有脑卒中、小脑疾病、脑动脉硬化等疾病的老人。平衡练习常通过身体的支持面，可由大到小；身体的重心由低逐渐到高；由开眼练习到闭眼练习。

（6）内脏功能有氧训练：适宜于冠心病、肺心病等老人，最常用的方法是步行。老人康复步行锻炼要在平地或在具有适当斜度（不超过 30°）的坡道上定量步行，通过循序渐进增加步行的距离、速度和登高坡度，如走 400~800 米平路，用 3~4 分钟先走 200 米，休息 3 分钟后继续走完；步行两段 1000 米平路，用 18 分钟走 1000 米，休息 3~5 分钟后再走 1000 米；2000 米平路，其中 5°~10° 坡度的路约 100 米，用 25 分钟走 1000 米，休息 8~10 分钟，再走完 1000 米。

4. 卧床老人借助"节力带"的运动

节力带能帮助卧床老人在床上活动和移动体位。它不但为家属节省了劳力，还是老人自己活动、主动运动和助力运动锻炼的工具。应用节力带的老人，本身的上臂需要具有一定的肌力，节力带可用2厘米宽的帆布带或粗布绳代替,在床架的两端各系一根节力带,配合应用。

节力带的使用方法如下:

(1)协助坐起:半卧位或平卧位的老人欲坐起时,家属可在靠足端的床架上系一条节力带。家属将手插入老人腰背下,老人双手拉住系在床尾的节力带一起用力,就可坐起了。

(2)协助下床:老人一手拉住床尾节力带,一手搁在家属的肩上,家属将老人两下肢移至床沿,再扶着下地。

(3)帮助放置便盆:老人两手拉着系在床头的节力带,两下肢屈曲,两足踩在床上用力,家属一手放臀下,另一手将便盆插入。

(4)帮助老人向床头移动:半卧位的老人常易往下滑,如要向床头移动,老人两手拉着床头节力带,两下肢屈曲,此时重心移至臀部,家属一手托腰,一手放在老人的两条大腿下,与老人一起向床头方向用力,即可使老人移向床头。

五、手功能的运动疗法

手的活动功能是人们在日常生活中不可缺少的,穿衣、盥洗、进餐、大小便等都离不开手。但是患脑卒中偏瘫、手部骨折、帕金森病、类风湿关节炎等老年患者,对手的活动功能有严重影响,因此积极开展手功能的康复锻炼是至关重要的。

老年患者手功能的康复锻炼应以主动运动为主,被动锻炼为辅。被动锻炼也可由老人自己用健康一侧的手来做,这样能更好地掌握力量大小,并随时可做。锻炼方法如下:

1. 徒手锻炼

进行主动握拳、伸指和以中指为中心的各指外展与内收,以及拇指的对掌活动。在指间关节的活动锻炼中,可用健侧手的拇指按在患侧手指的背侧,健侧的第 2、3 指放在患指掌侧固定近端指节,以便使该指节的远端关节能更有效地进行主动锻炼,也可用健侧手握患侧手指进行被动屈曲锻炼。

2. 捏球或捏带刺的橡皮圈练习

在网上或康复器材商店有专供手指康复训练用的小皮球和带刺的橡皮圈等器具,可增强手指屈曲、抓握、对掌及拇指内收力量。每一动作进行 20 次一组,每组重复 2~3 次,每组中间休息 1 分钟;动作应缓慢、用力进行,每一动作历时 3~4 秒。如肌力微弱或关节活动度小,不能有效地抓握时,可以用健侧手协助,也可用海绵块代替皮球。

3. 挑拨橡皮筋网练习

可锻炼拇指的伸展和外展以及其他手指的伸展力量。用边长约 22 厘米的木制方框,框内等距离固定橡皮筋竖横各 8~10 条。练习动作要领与捏皮球相同。

4. 拇指关节按压练习

正常手的功能活动中,拇指关节活动要起到首等重要的作用,因此老年患者在进行手功能活动中,必须重视拇指功能的锻炼。拇指关节的按压练习,每一姿势按压 5~10 分钟,宜一日多次反复进行,不要间断。老人可以自己进行锻炼,如在练习前先做热疗、热敷,能获得更好效果。

5. 转球练习

用乒乓球、石球、健身球、大核桃等,锻炼手指的屈、伸、外展、内收和协调运动。有困难的老人可用健手帮助锻炼。

6. 夹持薄木板练习

可以锻炼骨间肌和手指各关节的活动功能。准备一长方形木板,6~7厘米长、4~5厘米宽、1厘米厚,也可根据手的大小适当调整。锻炼时把木板握于手掌内,横握用以进行掌指关节及近侧指间关节的锻炼,竖握用以进行近侧和远侧指间关节的锻炼。

手的功能开始逐渐恢复后,可以结合日常生活动作进行各种手部实用功能的锻炼,如持握各种大小、不同形状的物体,练习自行盥洗,使用汤匙及筷子进餐,穿脱衣服及鞋袜,玩纸牌、麻将牌,练习写字、画图、编织毛衣。

一般患手的肌力和关节活动度只要恢复到健手的40%~50%时,各种实用功能即可获得比较满意的恢复,日常生活就可以基本自理。

六、坐、立、走平衡的康复训练

维持身体的坐、立、走平衡,是人体一切运动所不可缺少的条件。如果老人因病而使平衡遭到破坏时,如脑卒中后偏瘫、帕金森病等,唯有通过康复训练——人生第二次"学习",才可使老人重新获得身体平衡。

1. 坐位平衡是体位平衡的先决条件

老人在坐位平衡训练开始时,可先用靠背架或用折叠的棉被支持,然后屈膝就坐或在床边两腿垂下而坐,以后再去掉靠背架,并尽量叫老人自己完成。若老人不能独立完成时,家属可在床上系一条节力带,以备老人自行拉带坐起,或者可在床边自制栏杆,老人可扶拉杆坐起。待老人坐起后,再由家属扶持坐稳;若坐在床边,脚下可用小凳垫起。

2. 立位平衡训练

如果老人不能自行起立,那么大部分的生活自理都不可能做到。起立训练开始时，家属要注意扶持，经过一个阶段练习后再逐步减少辅助。同时注意安全，防止老人摔倒、骨折或关节脱位等事故的发生。

立位平衡训练一定要按步骤进行，不能操之过急。以脑卒中后偏瘫老人为例，首先由健侧下肢支持体重，患侧下肢与健侧分开约 3 厘米，然后向患侧肢体转换支持体重，待较稳定后，再将两足分开，轮流负重。家属可在地面上划一直线或脚印，扶持老人按此方法练习行走。转换方向时，使患侧脚抬起，以健侧脚跟为轴，向外旋转；或以健侧足尖为轴，向内旋转，然后健患两侧并齐。

老人瘫痪的下肢恢复不良、体力不佳或小脑功能障碍时，无论坐位还是立位，都会表现有倾斜现象，这些老人站立或行走时，宜使用手杖。

3. 行走动作练习

行走动作的练习，是使脑卒中后偏瘫、股骨骨折、帕金森病等老人重新学会生活自理的关键，也是老人迫切的愿望，因此行走训练要争取早日开始。

有的老年患者行走训练开始时，往往还需要手杖、拐杖等工具的帮助，必要时还需家属的扶持。训练时，可先由家属扶持行走，为了安全可于老人腰间缠好带子，家属一手扶持，一手拉着带子。这样就不会限制老人的双手，而且便于扶持。

在老人独立行走练习时，家属须注意老人行走步态，步态关系到老人全身的协调和平衡，要在训练开始时就纠正不正确的步态。

初期练习时，老人常有恐惧心理，唯恐移动时疼痛、跌倒等。因此，家属一方面要积极鼓励老人，另一方面要使老人练习逐步深入，切不可心急。

在行走练习中，家属必须注意以下几点：

（1）行走练习时，应在老人的肌肉、关节无疼痛情况下进行训练。

（2）要注意了解老人步行中的难点和步态，然后有针对性地纠正。例如偏瘫老人提腿时，多出现足下垂和膝关节强直，因此走步时呈现划圈步态，此时应让老人着重练习踝关节背伸和曲膝，并练习增强下肢肌力动作。

（3）老人宜在扶杆旁或床架旁练习较好。因为可以用健手握住扶杆或床架，利用它进行多项练习，如体重负荷保持立位的耐久力、上肢训练、立位平衡、起立训练、基本步行姿势的训练等。

（4）上下楼梯、走坡道、跨门槛、上下汽车等平衡动作，也是老年人日常生活中的常见内容。如果老年人能独立完成这些活动，将大大地扩大活动范围、丰富日常生活。

上下楼梯的训练是这些动作中最重要、最基本的，具体方法有：①扶栏上楼训练时，如为偏瘫老人，可将健手伸向前方，用健足踏上一级，然后患肢跨上与健肢并齐；扶栏下楼时，先将健手伸向前方，握住栏杆，用患足先下降一级，然后健足与患足并齐。②扶杖上楼训练，先将手杖立在上一级上，用健肢跨上，然后患肢与健肢并齐；下楼时，先将手杖置于下一层后依次进行。

七、轻松的运动疗法——步行

年老体衰、重病初愈的患者，步行也可用作其他康复治疗前的准备活动或治疗后的整理活动，还可作为某些代谢性疾病、心血管疾病和神经系统疾病家庭康复运动治疗的重要方法之一，如糖尿病、冠心病等。

速度视老人自身情况而定，一般步速宜中等，全身放松，运动强度较小,时间每次 15~30 分钟。其目的是促使精神和躯体肌肉的放松及对心脏进行温和的锻炼。若快步行走(步速每分钟超过 100 米时),则可使心率明显增快,对心肺功能有一定影响。倘若在具有一定坡度的坡道上行走,这类步行又称坡地行走,会比平地步行对心肺功能锻炼和代谢能力的影响更大。因此,步行应因人、因地制宜,特别强调循序渐进,逐渐增加步行速度、距离和坡度。在平地,一般按每分钟 50~100 米的速度步行,能量消耗常与速度呈线性关系,即速度越快能量消耗越多。

常用步行方法可根据老人的病情和体力,来确定适宜的距离、步行坡度、速度、中间休息的次数和时间。例如,200~600 米平路,用每 2~3 分钟行走 100 米的速度步行,每走 100 米休息 5 分钟;又如,800~1500 米平路,用 15~18 分钟走完,路程中间和结束时各休息 5 分钟。随着体力的恢复,可延长距离,加快速度,减少休息和时间来调节。如对距离没有把握时,可用每分钟小步来衡量,一般来说 70~100 步 / 分为慢速;100~120 步 / 分为中速;步幅约为 0.4~0.6 米为宜。一般应从较低速开始,一周为一疗程;心率控制在 100~110 次 / 分左右,若感到疲劳,出现明显气促时,则应减慢速度。

老人步行中还可以配合上肢各种活动、或边行走边摩擦腹部或胸部,会加强步行锻炼的效果。若在步行中同时配合呼吸和意识,则可起到类似气功的治疗效果。

八、家庭康复运动疗法项目的选择

运动疗法的项目很多,老年患者可根据不同目的、不同条件、不同兴趣选择不同运动项目。

冠心病、糖尿病、肥胖病的康复,需要改善心脏及代谢功能的老人,宜选择练习耐力性的项目,如步行、快走、骑自行车、游泳等;也可练习原地跑、跳绳、上下楼梯等。

高血压病、神经衰弱等疾病的康复,需要放松精神、消除疲劳,宜做放松性练习,如太极拳、散步、放松体操、气功疗法、保健按摩等。

为了治疗某些疾病,可进行针对性的医疗体操,如对哮喘、肺气肿等疾病的呼吸体操,内脏下垂时的腹肌锻炼操,肢体骨折后的功能锻炼操等。

为了强身健体,以上各种运动还可有选择性地配合进行,即以一种方法为主,其他为辅。如患冠心病的老人可以耐力性练习项目为主,用气功、太极拳、保健按摩等配合,这样可以提高康复治疗效果;对患高血压的老人来说,以放松性练习为主,比如散步、短距离慢跑或者原地跑皆可。

九、老人运动疗法的运动量

老年人在做家庭康复运动疗法时,掌握运动量十分关键。运动量少了达不到康复目的,多了可能损害健康,甚至有一定危险性。通常老年人的运动量和运动强度、运动频率和时间长短,都应根据自小而逐渐加大的原则,增加速度不宜过快,以不使身体过度疲劳为度。

1. 测心率掌握运动量

由于心率最易测定,运动时一般可以用心率作为反映运动强度的生理指标。即在老人运动时,测 10 秒钟脉搏数,乘以 6,即为 1 分钟的脉搏数。

这里向老人介绍一种比较简单的运动量计算方法。先计算出极量心率和亚极量心率：极量心率＝210－年龄；亚极量心率＝195－年龄。

例如：69 岁的老人，极量心率为 141 次 / 分，亚极量心率为 126 次 / 分，此数为一相对值，国内一般通用。在康复医学中，通常取亚极量心率为老人运动中允许达到的最高心率，此时即表明老人有较大强度的运动量（最大吸氧量的 80%）。对一般老人来说，无论其实用性和安全性均较好；对 70 岁以上的老人来说，运动中每分钟最高心率以 100 次左右为好。

当然，还要考虑到老人原来平时的心率，有的老人心率较慢，每分钟仅 60~70 次 / 分，运动后如超过 100 次 / 分，则就太快了，一般老年人的心率加快以每分钟不超过 10~15 次为宜。

运动量还应根据老人当时的心肺功能状态来决定。如心肺功能良好，可取其亚极量心率数进行运动；如心肺功能一般，则可取亚极量心率数的 80%，为运动中允许达到的心率数；如心肺功能不太好，则须经两周时间的过渡，再逐步达到该心率数的 80%；如心肺功能差的老人，则暂不考虑进行耐力性训练，可以做一般活动，不要求达到一定的运动量。

上述的运动强度，并非在 1~2 天中就要求达到，而是需 1~2 周或者更长时间，逐渐达到该强度，循序渐进。

对老人肢体的功能锻炼和矫正体操的运动量，则主要根据老人肌肉疲劳的程度，而不是老人的心率。对骨关节损伤和疾病的老人，以每次运动后不出现疼痛加重和肌肉有微酸胀感为宜。对神经系统疾病所致瘫痪老人的功能锻炼，则不应出现肌肉疲劳感。每一次运动时，都要有一定的准备活动；运动的结尾，亦有整理放松活动。

2. 运动持续时间

老年病人每次运动的持续时间,以多少为宜呢?

一般耐力性运动,可自 15~30 分钟,其中达到适宜心率的时间须在 5~15 分钟。医疗体操的持续时间,视老人具体情况而定;运动中间可穿插暂时休息,但在计算运动量时,要注意运动密度,扣除休息时间。用运动强度和运动持续时间,共同计算老人的运动量,运动强度大时,持续时间就短。采用同样的运动量时,体质较好的老人宜选强度较大、持续时间较短的方案;体质较差者,宜选用小强度、持续时间较长的方案。

3. 运动频度

老年病人医疗运动的频度,一般每日或隔日一次,视运动量大小而定。运动量大时,间隔宜稍长,但超过间隔 3~4 天,运动效果的蓄积作用已消失,康复疗效就会减低。

总之,对于运动量的掌握,除通过测试心率来控制运动强度外,还可根据老人自己感受进行自我监督,如自我感觉、睡眠、食欲、体重等。老年人在医疗体育运动中出现胸痛、胸闷、气促、脸色苍白、多汗、步态蹒跚、失眠、食欲下降、疲劳不能恢复等,应立即停止活动或者减量活动。

我国汉代名医华佗也主张积极锻炼身体,他曾告诫慢性患者在锻炼过程中,必须掌握合适的运动量,指出"沾沾汗出"(即微微出汗)、"轻松"、"思食"等感觉,就是运动量最适合的标志。

十、老人运动疗法的注意事项

许多老年患者,多因卧床静养,往往忽视了并发症的发生。例如,脑卒中患者对关节不进行康复运动锻炼,很可能会发生足下垂、褥疮、肌肉萎缩、关节半脱位、挛缩强直和其他并发症,从而会引起第二次致残,这样就难以恢复了。

不论哪一种运动疗法,必须以安全、适度、全面、自然为原则,老人及其家属必须注意以下几个问题:

1. 老年患者的家庭康复运动,应在社区家庭病床巡诊医师的指导下,与家属一起制定康复运动程序及计划。在制定前,首先要对老人所患疾病和目前的健康状况、病情、功能障碍等做到心中有数,然后安排训练项目、运动量、所需时间、动作、频度、器械等,并提出康复训练目标和要求。当然,老年患者的心理、身体状况会不断地变化,所制定的程序和计划也不是一成不变的,应随时调整。

2. 老人自己或家属对康复运动情况要做好详细记录,内容包括日期、项目、动作、所需时间、训练情况、有无不适等。

3. 运动时被动运动的动作要柔和,切忌粗暴。训练中不应给老人带来损伤、疼痛,更不应使症状加重。

4. 根据老人康复运动后的体力和肌力改善情况,逐步加大训练量,要循序渐进,不能操之过急。

5. 老人在运动中以稍出汗、稍有疲倦感为度,不能太劳累、大量出汗。在运动中家属要密切注意老人症状和体征的改变,以便随时掌握是否继续或中止康复运动训练,并及时与社区家庭病床的巡诊医师联系。锻炼后,老人有疼痛或不适感持续 3 小时以上,或者下一次活动时发现活动范围或强度减退,说明运动量已过头。

6. 老人的体力一般较差,运动时易于疲劳,在训练中应注意多次休息。出现其他疾病如感冒时,要暂停运动。

7. 一般在老人接受按摩、推拿、针灸、理疗后,应即刻进行康复运动,效果会更好。

8. 在康复运动时,要注意老人的心率和血压。无条件测血压的,必须测定老人的心率,心率不应超过 110 次 / 分,收缩期血压升高不应超过 2.7 千帕(20 毫米汞柱)。

9. 老年患者在运动锻炼时,体位应处于最省力、最舒适的位置。

10. 锻炼某部位的关节时,老人可以在家属帮助下把近身躯侧关节固定,以使锻炼的关节获得最大效果。

11. 老年患者反复、短时间锻炼的效果,往往比同一天内长时间操练为好。

12. 在锻炼时,老人自己要注意,锻炼动作不能任意发挥,应按程序计划规定进行为好。

13. 康复运动的内容不但要依每位老人的具体情况而定,而且重点在于训练老人的独立生活能力,诸如起居、坐卧、行走等。为使老人获得这些能力,不是经过一段时间的简短训练就可以长期保持的,而是需要通过反复训练、反复矫正,甚至需要改造老人的住室或周围环境才能实现。

14. 运动时,要分准备、训练、放松三个阶段。准备阶段可以先做一些活动来适应训练;放松阶段指当训练结束后,要逐渐安静"冷却"下来,可以做一些活动或按摩,不要突然停止运动。

15. 运动后,切勿立即洗澡。运动时衣着要合身,避免穿过紧、过小的衣服,以免影响血液循环和活动。

16. 要有"自知之明",因人、因地、因时制宜,千万不要操之过急,不要与其他老人攀比。

17. 患有慢性病老人要结伴或家属陪伴外出运动锻炼,随身携带自救卡(包括姓名、住址、电话、疾病名称、急救方法等)和自带急救药品(如麝香保心丸等)。

18. 老人不要空腹健身,运动前后喝一杯白开水,运动后不能暴饮暴食。

19. 很多老人一直以为"闻鸡起舞"锻炼最好。现代科学证实，清晨(5~7点)锻炼既不符合人体生物节律的特征，也不是一天中自然环境条件的最佳选择。世界卫生组织推荐的最适宜运动锻炼时间是上午9~10点或下午16~20点。夏季上午可提前半小时，晚上可延后半小时；清晨或有雾霾的天气不宜进行户外运动。

十一、作业疗法在家庭康复中的应用

作业疗法是康复医疗中的一个重要手段，它是应用有目的、经过选择的作业活动，对有各种功能障碍者和不同程度丧失生活自理的患者进行治疗和训练，使他们恢复、改善和增强生活、学习和劳动能力，作为家庭和社会的一员过着有意义的生活。日常生活中的各项活动，如洗脸、刷牙、穿脱衣服、吃饭、如厕、洗澡、外出、手工艺、欣赏音乐、书法、绘画、家务劳动等，总称之为"作业活动"。

对老年患者来说，作业疗法主要是日常生活活动的练习，这样不但可以帮助老人恢复身体功能、把剩余能力发挥到最大限度，还可使老人对生活有更好的适应能力，增进健康，延缓老化，预防活动功能的丧失，提高生活质量。

老年患者家庭康复中，作业疗法的方法很多，主要是通过康复训练，让老人尽可能地直接从事各种各样的体力和脑力活动，如日常生活、家务、养花、养鱼、编织、下棋、打牌、书法、写作、学习等。通过参加这些活动，有目的、有选择地帮助患者增加肌力与耐力、改善关节活动度，恢复他们的功能，以便适应个人生活、家庭生活、社会生活。作业疗法的内容多来自生活，便于练习，其优点是针对性和目的性强，因此能提高老人的兴趣，并便于坚持。

1. 老人日常生活的康复训练

老人患病后,尤其是患脑血管病、类风湿病、慢性动脉阻塞性疾病,康复医疗的主要目的是恢复老人日常生活的活动能力以及生活自理能力。国外有人观察,老年人偏瘫后,虽经康复医疗,日常生活活动能力会一度好转,但5年后,常常会再出现明显退化,甚至卧床不起。因此,老人要减少功能倒退,预防久病卧床,就要坚持日常生活活动的康复训练,这是大多数老年康复医疗的关键所在。

日常生活活动虽然是老年患者身边的一些琐碎小事,如起床、穿衣、脱衣、盥洗、沐浴、饮食、如厕、使用拐杖、乘坐轮椅等,但这些活动动作的完整性,对老人在家庭中不依赖他人、维持独立生活是不可缺少的,因此具有重要意义。

病残老人在患病初期,连起码的生活自理都有困难,在心理上总是认为自己无所作为,感到悲观失望,对生活活动能力的训练缺乏足够信心。应从早期就鼓励老人对一些生活上的小动作开始训练,如穿衣、脱衣、进食等,这样当老人自己能够完成时,会从心理上建立独立生活的信念,从而对康复治疗充满信心,最后取得康复成功。

家属要为日常生活活动训练有困难的老人准备一些辅助工具和特制器具、家具和衣服等,如加大钥匙、加长的拉线开关、加粗铅笔、长把牙刷、床头百宝箱、弹簧筷子、带扶手便桶等。这些统称为老人的"自助器",将更有效地发挥老人残存功能,达到独立完成日常生活活动的目的。现在网上商店及康复医疗器材商店均有各式各样的"自助器"供挑选购买。

2. 日常康复训练中需要注意的问题

(1) 可将日常复杂的生活动作,分解成几个简单的动作,从简单的、断续的动作练习起,最后连贯成一个完整的生活动作。

(2) 老人如果肌力不足,或者缺乏动作的协调性时,可先做一些准备训练,如加强手指肌力训练等,然后再做日常生活动作的训练。

(3) 为老人制作或购买的自助器,一定要适合老人的习惯和特点。

(4) 训练饮食动作时,除用特制的自助器外,还可开始时不用食物,仅练习手指动作或模仿进食,经反复练习后再摄取食物。

(5) 在老人训练穿、脱衣服动作时,因手的协调性差,无法完成扣纽扣、解衣带等动作。因此普通衣服的穿、脱中常有困难,需为他们设计特别服装或自助器,如衣服不用纽扣而用尼龙搭扣;还有偏瘫患者穿衣时,要先从患侧开始,脱衣时要先从健侧开始。

3. 常用的家庭作业疗法内容

(1) 个人的日常生活活动:这是老年患者作业疗法的主要内容之一。因为基本的日常生活活动是老人最迫切需要解决的问题。例如:洗脸、刷牙、梳头、洗澡、吃饭、穿衣、脱衣、上厕所、上下楼梯等,又如家务事的处理、简单的厨房工作、阅读、书写等,都要考虑到让老人重新学会。若老年患病开始阶段不能完全独立,也要尽可能参与这些活动以保持部分的独立性。

(2) 创造性和教育性的活动:各种适合于老年人的艺术性的活动,如戏剧、歌唱;各种老人感兴趣知识的再学习,如保健、绘画、书法、电脑;手工操作、各种工艺品制作;老科技人员、老年工人还可以发挥余热,担任业务技术顾问等。这些活动在家庭作业疗法中,对康复也是很有价值的,它不仅给老人提供了一个发挥创造和感情发泄的机会,还可增加老人对自己本身价值和卫生保健知识的教育。在从事这些活动的过程中,老人不但能灵敏肢体功能,还可避免精神老化、减慢衰老。

(3) 娱乐活动:帮助老人组织各种娱乐性活动,鼓励老人参加,不但有助于身体的功能改善,更主要的是可以帮助患者消除消极情绪,增加患者之间的交流。

(4) 家务劳动:这要根据老人具体疾病情况和需要而定,先从容易掌握的操作做起,逐步掌握复杂的家务活动,以增加老人独立生活能力与自信心。

4. 老人家务劳动康复训练的注意事项

老年病人家务劳动能力的训练,在家庭康复中,经常被人们所忽视,认为家务琐事对老人的康复无足轻重。事实上,这对维持老人独立生活能力,有着很大的现实意义。通过家务劳动能力的锻炼,还能鼓励老人的自信心和独创性,使老人在心理上得到益处;尤其是家庭成员白天都在外上班而独居的老人,更有接受家务劳动训练的必要。

在老年患者进行家务劳动能力训练时,应注意以下几个问题:

(1) 要从纵横各方面,考虑到老人手、足能达到的最大活动范围。对因偏瘫、截瘫、风湿性关节炎等动作受限,以及只能在床上活动的老人,放置家具和安排家务劳动训练时,必须考虑其活动的可能范围。

(2) 因为老人协调性差,知觉和空间认识又不足,对高温和有利刃的工具,要禁止使用。另外,对有眩晕、癫痫发作的老人,在没有家属陪同时,还是不进行家务劳动训练为好,以防止意外。

(3) 有心脏、呼吸系统功能减退的老年患者,要对过分劳累的动作加以限制,并注意家务劳动的量,以避免过多体力消耗而使疾病复发。

(4) 老人的家务劳动训练一般要尽量简易化,注意安全性。

十二、中医疗法在家庭康复中的应用

中医学在康复医疗方面,不仅有较为完整、独特的理论,而且还有行之有效、简便易行的各种治疗方法,如针灸、气功、按摩、推拿、体育锻炼、食疗、药物、心理治疗等。

中医康复旨在使患者的元气和脏腑功能康复,与现代医学康复疗法相比,既有相同之处,也有显著区别。中医康复治疗是以中医学理论为基础,突出传统康复方法,并有以下特点:

首先,康复医疗与养生相结合,能防、能治、能养。例如气功既可用于正常人的保健、老年养生,又能有助于一些老年疾病的康复。

其次,外治与内治相结合。老年病、慢性病的康复、调养、保健,单靠药物内治是不够的,应该"内外相扶"。传统中医康复医疗既突出外治方法,调动人体自然康复能力;也善于结合内治法,培补元气,调整脏腑功能,充分吸取外治与内治之所长。

在内治方面,首先重视食疗,然后再药治,食药并举。唐代著名医学家孙思邈就提出"夫为医者,当须先晓病源,知其所犯,以食治之,食疗不愈,然后用药"。食治包括食疗、食补、食养,有针对性地选择日常食品或调制药膳服用,能使老年患者长期服用而不厌恶。因为老年病康复多属慢性虚证,要把已虚的阴阳气血培补起来,非一朝一夕所能奏效,老人长期服药,难以坚持,食治就能克服这种不足。

最后,中医学的康复方法,对人体没有什么伤害,有病治病,无病养生。大多利用人体生命活动中原本就需要的物质,如空气、阳光、饮食、水、运动、文娱、冷、热等,充分利用人体与环境在进行物质、能量、信息交换的过程中的一切正常因素而起康复作用。

中医学的康复价值存在于大自然之中，存在于社会之中，存在于人体自身之中。它的方法，取材于大自然、取材于社会，主要依靠人体自然康复能力，简便易行，非常适合老年患者的家庭康复。

1. 拔罐疗法

拔罐疗法，古代称之谓"角法"，工具是用牛角、羊角制成的。现在是利用各种大口玻璃瓶子、竹罐子，使其内部成负压后，吸住体表皮肤来进行治疗的一种物理疗法（医药商店有现成火罐零售）。操作易学，疗效好，每个家庭中都可以进行。

拔罐利用罐内负压，使局部毛细血管充血甚至破裂，表面淤血，有通经活络之功效。主治腰背酸痛、慢性扭伤、挫伤、关节痛、肩关节周围炎、神经性疼痛等。有浮肿、心脏病、皮肤病及特别消瘦的老人忌用。

方法是用镊子夹住点燃的酒精，伸入大口径罐内旋转2周后，即刻抽出，将罐迅速扣在治疗部位，便可吸住；或者用直径2～3厘米的小口径瓶或罐，中心放一小酒精棉球，点燃后将火罐扣在需要治疗的部位上，当火熄灭后罐便吸住皮肤，棉球则留在罐内，待起罐后取出。

拔罐对人体无副作用，但操作不慎时容易引起烫伤，故需注意以下几点：

（1）镊子蘸酒精时不要过湿、过多，点燃在罐内旋转时要迅速。取出的一刹那，燃烧的酒精棉球切不可与罐壁相碰，以免将燃烧酒精遗留在罐壁边缘或燃液滴在皮肤上而招致烫伤。如遇烫伤，即刻在局部涂上药。

（2）必须选择肌肉丰满、毛发较少的部位进行治疗。

（3）起罐时，将罐向一侧倾斜，用一手指沿皮肤压迫对侧罐口，空气由此进入火罐,自行脱落。

(4) 拔罐时间不宜过长,以免发生水疱。如已形成,应注意预防感染。

(5) 拔罐每次 10~20 分钟,每日一次,体虚者可隔日一次,5~7 次为一疗程。

(6) 在前次治疗过的罐痕未消失处,不宜再重复拔罐。

(7) 为保护皮肤,治疗前皮肤宜涂少量凡士林。取下火罐后,应用热手巾擦敷。

2. 自我康复按摩

老年患者进行自我康复按摩,有增强抗病能力、调节内脏功能、调节血液循环、活动关节、防止肌肉萎缩等作用,并且方法简便易行,不失为老年人家庭康复的一种好方法。在湖南长沙的马王堆古墓中发现的古西汉时代导引图上,就有自我按摩的图像,这表明自我按摩在两千年前已经产生,它在古代人民的防病治病方面起着重要作用。

在康复医疗中,自我按摩起重要作用。按摩的手法,各家不尽相同,但大致可归纳为五类:推、揉、擦、拍、摇。用手指或手掌在皮肤上向前推动的,称推法;用指面或掌面在皮肤上做揉动、滚动,称为揉法;用手指在皮肤上做急速的擦动、搓动,称擦法,常擦到皮肤发红,但不要擦破皮肤;用指面或指背拍打、用空心拳或拳侧捶击患处称拍法;轻巧顺势地摇动关节或抖动,称为摇法。另外,还可在这几种基本手法的基础上引申出其他的按摩手法。

3. 太极拳

太极拳是气功疗法中动功的一种。由于它适宜于治病健身,已成为我国老年人康复医疗中重要而独特的手段之一,在国外也颇为盛行。

太极拳是由练身、练意、练气三者结合而成的。所谓练身，即全身放松、动作柔和缓慢，根据自己身体情况，动作由易到难、由简到繁；练意即是练拳时，心静神凝，专心一意，使大脑神经得到休息，做到身心俱健；练气，是指练拳时，自然地加深呼吸，特别是腹式深呼吸。

根据观察和锻炼效果来看，太极拳对冠心病、高血压、风湿性心脏病、肺心病、风湿性关节炎、类风湿性关节炎、糖尿病、慢性支气管炎、慢性胃炎、胃下垂、消化性溃疡、慢性肝炎、癌症、肺结核、神经官能症、神经衰弱等慢性病，都能起到一定康复医疗作用。

为了便于向群众推广太极拳，原国家体委先后编了二十四式简化太极拳（简化太极拳练习方法可查阅有关太极拳音像或书籍）。由于每个老人的病情、身体情况、年龄等不同，不少老人练简化太极拳也深感困难；因此，建议患慢性病老人可以根据自己的情况，先从太极拳中选择几个单独动作坚持锻炼，随身体康复好转，再逐步增加动作内容。

第七章

常见老年病的家庭康复

一、脑卒中的家庭康复

脑血管病占我国疾病死亡率之首。脑血管病不仅死亡率高，致残率也非常高，约达 86.5%。它不仅给患者带来痛苦，也给家庭、社会造成压力。因此，除了要降低其死亡率之外，同时还应重视脑血管病恢复期的康复医疗，以减少脑血管病复发和最大限度地减少其致残率、减轻后遗症。

脑卒中是脑血管病中最重要的病种，主要可分为缺血性和出血性两大类。脑卒中常见的后遗症有：偏瘫（一侧肢体不能活动）、失语（不能说话）、认知障碍（认识和感知事物有障碍）、情绪和行为异常、日常生活不能自理等。这些功能障碍通过康复治疗能得到不同程度的恢复，使老人能适应家庭及社会，最大限度地回归社会。

近年,大量国内外康复医学实践表明,经过早期康复治疗和训练的患者,70%~90%在脑卒中后6个月内能行走,30%的患者能恢复一些日常生活或工作,24%的患者其上下肢活动功能基本恢复。康复治疗在改善和恢复患者的运动、感觉、认知功能以及改善日常生活活动和工作能力等方面有着重要作用,家庭康复医疗和训练对提高老年脑卒中患者的生活质量,具有更重要的意义。

1. 急性期后脑卒中老人的康复训练

脑卒中老人在顺利度过急性期后,意识转为清醒,血压、脉搏、呼吸均达稳定,这时就可以在家属帮助和鼓励下,开始进行功能训练。一般情况下脑血栓患者发病一周、脑出血患者发病三周后,即可进行训练。脑血栓患者若发病时无意识障碍,仅有偏瘫,第二天起就可以进行功能训练。功能训练的内容有以下几个方面。

(1)被动运动:脑卒中老人瘫痪的肢体关节,常常有肿胀、疼痛,并伴有活动度受限。被动运动可以避免关节强直,牵伸肌肉肌腱,预防挛缩、畸形、萎缩,促进瘫痪肢体主动运动的出现。家属在给脑卒中老人做被动运动时,可以结合按摩,注意活动幅度要从小到大,活动从近端关节开始,再至远端。健侧上下肢与瘫痪一侧要做相同的动作,这种交叉训练有利于患侧的恢复。老人还可根据动作,进行相应的"假想"运动。

1)上肢被动运动

第一节 肩部运动

一手托住患者上肢肘部,一手将患者上臂外展、复原,再向前做上举动作。在肩关节瘫痪初期,关节周围肌肉松弛,要防止被动运动造成关节损伤或脱位,因此动作要轻缓,活动范围要小,不超过 90° 为好。

第二节 前臂运动

一手托住患者手腕，掌心向上，另一手托住肘关节，抬起前臂向上臂靠拢，做屈曲伸展动作。伸直前臂，使掌心向下，做前臂内旋动作。

第三节 手部运动

一手握住患者手指，另一手握住前臂远端手腕之上，帮助患者手腕屈伸运动，再帮助患者手指作屈伸运动。

第四节 按摩运动

上肢平伸，由上向下进行按摩，可先自肩部周围开始，然后上臂、前臂，再按摩手部。

2）下肢被动运动

第一节 勾腿运动

抬起患者一条腿，使膝关节保持伸直，一手托小腿下部，一手捏住脚底前方，向前推脚前掌部，使足尖勾起，再向后使脚面绷起。

第二节 转足运动

保持以上姿势，手推脚底前部，由外向内、再由内向外做旋转运动。

第三节 伸腿运动

一手托住踝部，一手握住膝部，使大腿抬起（角度大小视患者具体情况而定），小腿下垂，一手按膝，一手顺势将腿抬起，使腿伸直。

第四节 绕膝运动

一手托膝窝，另一手捏脚心，由外向内、由内向外绕膝运动。

第五节 压腿运动

一手扶膝,一手扶小腿前下部,保持屈膝收腿姿势,将小腿压向大腿,大腿压向胸部。

第六节 转髋运动

两手同时扶膝,使双腿保持屈膝收腿姿势,然后捏住双膝,由右向左、再由左向右做关节转动,并可根据病情逐渐扩大范围。

第七节 下肢按摩

将腿平伸,两手按住大腿上部,由上向下做提捏式按摩。

一般情况下,每天做被动活动2~4次,每次同一动作可做5~6遍,开始做时动作要轻、幅度不宜过大,以老人不发生疼痛为原则。

(2)本体促进法训练:这是利用各种神经生理反射,来诱发脑卒中患者的随意运动。主要有以下几种训练方法,不过,这些反射并不是每个脑卒中老人均可诱发出来,仅供选择性应用。

1)被动地将老人患侧上肢上举过头时,手指可诱发伸展运动。

2)老人仰卧位、健侧下肢髋关节外展或内收,并加以外力抵抗,可诱发患侧下肢运动。

3)老人用健侧手指用力握拳,诱发对侧手指屈指运动。

4)老人头旋转向伸展的健侧上下肢,能诱发促使对侧上下肢屈曲运动。

5)老人头颈前屈,能促进上肢屈曲及下肢伸展运动。

6)老人头颈后仰,能促进四肢伸肌张力增高。

7)老人上半身向右旋转,促进右上肢屈曲,右下肢伸直;向左旋转,促进右上肢伸展和右下肢屈曲。

8)老人仰卧位,大腿向腹侧屈曲时,诱发足关节背屈。

(3)床上运动训练:康复医学实践揭示,偏瘫老人健侧肢体运动对偏瘫一侧肌力可产生有利的影响;另外,可以使患者患病后仍保持健侧肢体的肌力,防止肌肉萎缩,同时也可以自己给患侧做被动运动,这对瘫痪的康复是非常必要的。每日 2~4 次,体弱的老人可选择其中几个动作。

患者仰卧位时,可以头、双肘及臂为支点,腰向上抬起增强背肌锻炼;还可仰卧位下肢压以沙袋,慢慢仰卧起坐锻炼腹肌(以上动作量力而行,不适宜高龄及体弱老人);也可练习向上、向下、向左、向右移动以及左右翻身等以增长躯干肌肉的力量。锻炼中必须注意呼吸要自然不能憋气。

(4) 腹式呼吸训练:大多数脑卒中偏瘫老人在进行康复训练时,往往会出现"屏气"现象,导致血压的升高,并有可能诱发脑出血、心绞痛、心肌梗死。因此对偏瘫老人出院后的家庭康复训练,强调采用正确的呼吸方法非常重要,正确的呼吸方法不但可以增强老人的心肺功能,而且可以减少运动中意外的发生。

为了在康复训练时能够无意识地采用正确的呼吸方法,老人必须每天花费一定时间坚持腹式呼吸训练,即让老人躺在床上、坐在椅子上或站立,用鼻深长、缓慢地吸气,同时使腹部慢慢隆起;随后用口缓慢吐气,同时腹部慢慢塌陷。开始时可以单独训练,每天两三组,每组 20 次;熟练后即可在运动时,配合着呼吸训练。

(5) "半桥"训练:"半桥"训练即患者采取仰卧位,髋关节和膝关节自然屈曲至一定角度,以使双足垂直立于床面,进行抬臀训练。这种"半桥"训练不仅能练习腰腹部肌肉,还能练习伸展髋关节,对患者以后站立、步行功能的康复具有重要作用。开始练习时,可双膝关节并拢进行,后期可以双膝分开进行训练。

患者出院回家后,每天可"半桥"训练 10 组,每组 10 次,早晚各 5 组。练习时患者不要双唇紧闭,应张口呼吸,以免引起血压升高。体弱的老人要慎练,训练次数可根据个体情况而定。高龄老人禁止练习。

脑卒中急性期,老人的各种功能障碍可能表现得比较多,这是因为除脑血管损伤的病灶中心引起脑功能障碍外,病灶周围脑组织由于水肿、压迫、渗出等因素,功能也同时受到影响。但这些影响是可逆性的,因此在脑卒中老人康复过程中,首先要保持和锻炼健侧肢体的能力,其次再锻炼功能受影响的肢体;最后,针对病灶中心损伤所致瘫痪的功能进行康复。这样紧密联系病情,进行康复医疗效果很明显。

2. 脑卒中老人的家庭康复目标

急性期脑卒中患者在出医院前已经在进行康复训练,出院后应该在家庭环境中继续进行力所能及的功能训练。在自己的家里,老人有更好的条件重新学习生活自理和改善情绪,除了老人自己要有积极性外,更重要的是要靠家人的关心和鼓励。

脑卒中患者家庭康复的目标是:

(1) 恢复步行;

(2) 恢复语言交流能力;

(3) 恢复生活自理能力;

(4) 改善情绪和心理状态;

(5) 适应家庭和社区的环境;

(6) 争取参与社会生活;

(7) 预防脑卒中再复发。

3. 预测瘫痪肢体的康复程度

脑卒中偏瘫老人的瘫痪肢体能否恢复? 好转到什么程度? 这是脑卒中老人和他们的家属所急于了解的。以下简单的运动试验方法,每月测试一次,连续半年,可以大致推测出瘫痪肢体究竟能恢复到什么程度。

(1) 瘫痪上肢恢复的预测:瘫痪上肢绝大多数都是从肩部先恢复,其次为上臂和前臂,以手指的功能恢复最迟。而手指活动好转的程度与日常生活,如能否进餐、洗漱、写字、持物等关系很大。因此,一般都以手的活动程度作为上肢功能恢复的标志。

脑卒中后,手始终能保持向各方向运动,估计基本能恢复正常的功能。如果在脑卒中后一个月内,手指能恢复活动的,估计大部分能恢复正常功能,但有一部分只能恢复部分功能;发病后三个月手指才能活动,则仅有一部分能恢复部分功能,而大部分功能将会丧失;发病后3~6个月以上手指还不能动,那手的功能以后基本上就难以恢复。

(2) 瘫痪下肢的预测:老人取仰卧位,令其将伸直的瘫痪侧下肢离床向上直抬,如能悬空地完成膝关节伸、屈动作,估计将来能恢复到独立行走;若能将患侧下肢直抬离床,但不能悬空做膝关节屈伸运动的老人,估计至少能恢复到扶杖行走;若老人的患肢不能离床直抬,仅能沿着床面蜷曲膝关节,并保持这一位置,或者虽然不能主动屈伸患肢,但能保持膝关节屈曲位而不向两侧倾倒,估计多数能扶杖行走;倘若半年后老人的患肢仍不能达到上述要求,那么恢复行走功能的可能性就极小了。

对于脑卒中后偏瘫的老人,不论是上肢还是下肢,持之以恒的康复锻炼,对肢体功能恢复快、恢复好起着重要作用,老人决不能静待自然恢复而贻误康复时机,以免造成终身遗憾。

4. 坐、立、步行康复训练

脑卒中偏瘫老人的坐立、步行功能的康复是独立生活的重要前提,等于老人第二次"学习"走路,也是功能康复过程中的重大"飞跃"。当然,并不是每一个脑卒中偏瘫老人都能恢复到独立行走,还取决于老人脑卒中后的病情轻重、年龄、心肺功能、并发症、继发关节畸形、肌肉萎缩等因素。

卧床老人在坐、立位锻炼前要做好思想准备,避免精神紧张;同时,老人对自己瘫痪也要有足够的认识,以免误认为还跟健康人一样,莽撞前进,反而造成摔倒。步行锻炼前,还要测试一下老人的心肺功能情况,如有心慌、气短、头晕、头痛者,或心率超过 100 次 / 分、呼吸超过 25 次 / 分者,锻炼就需暂缓进行。

在进行步行康复训练前,老人也可在家属看护帮助下,进行以下辅助训练:

(1) 健患联动训练:部分脑卒中患者偏瘫老人,偏瘫侧上肢或下肢仍不能独立地上举或抬起,需要老人用健侧肢体辅助患侧肢体进行运动,以促进患侧肢体功能的恢复,促进坐立、步行功能的康复。

1) 助患手上举:双手手指交叉互握置于胸前,注意患者拇指要压在健手拇指上,然后健手带动患手用力前举或上举过头,尽量做到肘关节伸直,仰卧位、坐位、站位均可。此外,在仰卧位前平举时,还可做左右摆动(头部尽量同步转动),肩部环绕运动(顺向、逆向都要做)。

2) 健手击拍:将患侧的手臂置于胸前,用健侧手掌或拳头从患侧肩部沿上肢外侧拍打至手部。

3) 捏挤患手:用健手拇指、示指沿患侧各手指两边由远端向近端捏挤,并牵拉大拇指,使虎口开阔。

4) 环绕洗脸:用健手抓住患手使其伸展,然后在健手带动下在脸部做顺时针和逆向模仿洗脸的动作。

5) 直腿抬高:双腿交叉,健腿置于患腿下,双腿同时抬离床面,注意膝关节尽量伸直,并可向左右移动相互交叉的双腿。

6) 健足敲膝:用健侧足跟从患者侧膝下沿小腿前外侧由上向下至足外侧来回敲打。

上述健患联动训练需要每个动作重复 10~20 次,每天做两三组,动作轻柔缓慢,不宜过快,以不引起疼痛、疲劳为度。

(2) 起坐训练:偏瘫老人步行康复训练,首先要从坐、立开始训练,可以分起坐、站立前准备、站立、步行四个阶段进行。

坐位训练是步行和日常生活动作训练中最基本的,如果患者能坐起,对于进食、大小便、上肢活动均带来很大方便。坐位进食可以防止呛咳或气管窒息,坐式有利于大便的排出,坐位穿衣方便,坐着轮椅可以四处活动,另外坐位锻炼对预防肺炎、褥疮、泌尿系统感染均有良好作用。一般神志转清的脑血栓老人,发病后7~10 天(无意识障碍的,可在发病第二天);脑出血的老人在发病后20~30 天,都可以进行坐位训练。

家属在床上放好靠垫,老人以健侧上肢支撑,缓慢坐起。开始时,可以半卧位(30° 左右),每天两次,每次尽量坚持 5 分钟。如果老人无头晕、恶心等不适,可以隔天提高半卧位角度,每次增加10°;也可隔天延长半卧位时间,每次延长 5 分钟;这样交替进行,直至可坐起80°、维持 1 小时。

(3) 坐位平衡训练:在起坐训练同时,还要训练坐位平衡,即用枕头或其他垫子垫在偏瘫一侧上肢外方,背部靠垫。但在开始时家属要轻轻扶持,否则老人在开始时易向患侧后外方倾倒。如果能在家属扶持下,背部不靠,静坐 1 小时,就可让老人坐在床沿,两足着地,或者床前放个小凳,让老人两足踩在小凳上。也可让老人用健侧手握住床架,家属双手扶住老人两肩,每次保持此姿势,20~30分钟,每天3~5次。再过渡到家属可以放开双手,老人自己能扶床保持平衡坐位,直至老人完全能自行坐稳、站起。也可以在床架系上助力布带,让老人借力于拉助力布带练习坐起。

(4)站立前准备训练:由一套康复训练操组成,老人每天可3~4次,每节做10遍,一般做10天左右,视老人康复情况而定。

第一节　老人坐在床沿,两腿分开,两脚着地,以手撑床,在上肢支持下,身体慢慢地向左、右倾斜。

第二节　姿势同上,用健侧上肢将偏瘫一侧上肢托起,然后以健侧下肢托起偏瘫侧下肢,交替进行。每次托起要保持5~6秒钟,然后在手支撑下做躯干左右旋转运动。

第三节　姿势同上,使头及身体尽量前屈,每次15秒钟。

第四节　姿势同上,家属扶住老人两上肢肘部,老人两上肢在胸前交叉,老人是自己臀部略抬离床沿,身体稍向前屈,并向左右两侧做弯腰动作,每次5秒钟。

第五节　家属扶住老人两手,使臀部离床站立。

(5)站立训练:由坐位到站位训练,老人可以在家属帮助下先坐在椅子上,然后,家属以两手支持患者两侧腰部,帮助患者由坐位起立,至患者能自行站立;也可从床上坐位进行站立训练。

如病人在站立时出现心慌、出汗、头晕、眼花,甚至昏厥,应立即马上采取卧位;站立训练要暂缓进行。

站立训练时家属一定要注意老人站立的姿势,大腿不能做内收或外旋,膝关节不能屈曲或过度伸展,足部不可内翻或下垂,足趾不能屈曲、内收。否则,对下一步的步行训练将带来不利。站立训练每次练习10~20分钟,每天3~5次。

1) 靠墙站立：家属两手扶持老人双肩，若偏瘫一侧膝关节不能伸直，家属可用膝顶住老人膝部，使其靠墙站立，然后逐渐放开扶老人的手，直至老人能自己靠墙站立。

2) 扶床站立：在老人独自靠墙站立的基础上，可以让老人扶床站立并逐渐放开手，不扶物而站立。

3) 平衡训练：两手扶床栏或桌站立，身体做左右旋转运动，再做左右弯腰运动，再交替提起两足，在手扶持的情况下，老人单独站立，维持6秒钟以上，再扶床开始做横向慢慢移步。老人经过以上站立训练后，下一步就可开始步行训练了。

(6) 步行锻炼：脑卒中后的老人，训练迈步困难较多，所以老人及其家属都要有耐心，还要加强老人心理意识上的锻炼。

重度瘫痪者：由家属协助，让患者患侧上肢搭在家属肩上，家属一手扶患者腰(可在老人腰上扎条布带便于扶拉)，两人先迈外侧下肢，后迈内侧下肢。如患肢向前迈步有困难时，可以先原地踏步，逐渐慢慢练习行走，然后再训练独立行走。家属可用下肢拖抬患者患肢向前迈步，每次5~10米。

中、轻度瘫痪者：可扶手杖练习，开始阶段手杖先出去一步，第二步患肢迈步，第三步健足跟上。轻度瘫痪者可把手杖及患肢作为一支点，健足为另一支点，两者交替前进，患肢着力时手杖扶助支撑体重。

(7) 上下台阶练习：老人在平路练习平稳后，可以进行上下台阶练习。开始时必须有人保护及协助。

上台阶练习：第一步健手扶住楼梯栏杆，使体重着力点落在健手臂上；第二步健侧下肢上台阶，同时家属搀扶患者，避免向患侧摔倒；第三步患肢跟上健肢，同时站在一个台阶上，以后重复以前的步子。开始时，不要超过五个台阶，以后逐渐增加。

下台阶练习：第一步，健手向前扶好栏杆；第二步，患侧下肢向下迈一个台阶，此时助手要搀扶好；第三步，健肢迈下台阶。两足站在同一台阶上或三步动作两个支点，家属在旁要注意防护。

老人在以上练习中，如出现头晕、胸痛、紫绀；运动后心率在110~120/分，或伴有心律不齐；运动后面色苍白、出虚汗者，说明运动量过大，应立即停止练习或者减量练习。

当然，以上各项练习的初期，老人必须在家属的保护下进行。高龄的脑卒中老人由于平衡障碍、关节肌肉活动差，步行功能恢复也差；另外，关节痉挛畸形、肌肉萎缩或有疼痛的老人，步行锻炼的效果可能也比较差。

（8）"整形"划圈步态：脑卒中老人经早期康复后，常以"划圈步态"行走，这主要是由于老人患侧膝关节屈曲控制不佳引起，因此这种情况需加强患腿膝关节的屈曲训练。训练时老人可以在床上取俯卧位，保持患侧髋关节伸直位，缓慢后屈膝关节，然后缓慢放下，重复进行。做此训练时，老人家属可以用一手在老人臀部向下加压，使其髋关节维持伸直位，另一手托住老人患侧小腿的前缘帮助后屈小腿，每次训练可做6组，每组6次。做此训练时，老人可以健侧先做几次，先体会整个动作过程，然后再进行患侧练习。

老人除上面俯卧位膝关节屈曲训练的方法以外，也可以在站立位时进行患侧膝关节屈曲控制练习。练习时，老人健腿单腿站立，患侧髋关节尽量维持伸直状态，患侧膝关节缓慢后屈，然后缓慢伸直，重复进行，每次训练可做6组，每组6次。

（9）纠正"足下垂"：脑卒中老人出院后，一般小腿后部肌肉都有一定程度的"紧张"，由于这部分肌肉紧张和挛缩往往会引起老人患足呈下垂畸形,这会明显影响老人穿鞋、站立及步行等日常活动。那么,如何来预防这种情况的发生呢?

"足下垂"的预防应从脑卒中早期开始,早期老人还没有下床时,应该强调用足托或者其他质地较为柔软的物品(如海绵垫等)维持踝关节于中立位。当老人能够下床时,可让老人每天下床维持一定时间(约半小时左右)的站立位,以牵伸跟腱,站立时应使患侧膝关节处于伸直位,进行牵伸训练前最好能对跟腱局部进行热敷,以达到最佳的牵伸跟腱的效果,但须防止老人烫伤。

另外,老人可以背靠墙面站立,双足距墙面20~25厘米,双手相握向前伸,此动作可以诱发足背上翘。老人也可躺在床上或坐在椅子上,患侧膝关节和髋关节半屈,此时足背会有上翘的动作,家属可以用手握住老人患侧小腿向下压,以使足背上翘变得容易。

5. 日常生活能力的康复训练

脑卒中老人患病后,康复医疗的主要目的是恢复老人日常生活活动能力和生活自理能力。日常生活活动虽然都是老人身边的一些琐碎小事,诸如起床,清洁卫生,脱衣、穿衣、饮食、如厕、乘坐轮椅等,但这些动作的完整性,确是维持老人独立生活所不可缺少的,更重要的是可以减少老人精神压力,增加生活乐趣,提高老人的生活质量。

老人的脑卒中病情轻重不同,日常生活动作锻炼的目的也有所不同。脑卒中重度瘫痪并伴有失语的老人,虽神志清楚,但智能、记忆力、理解力都会有影响。若老人能做到从口进食、按时大小便、自己翻身、坐起等以上数种日常生活动作,既可部分生活自理,又可预防肺炎、褥疮、泌尿系统感染;中度偏瘫的老人可进一步训练起床、穿衣、洗漱;不完全瘫痪及轻瘫的老人还可训练洗澡、料理家务、散步等活动。

有的老人在脑卒中后,对自己生活活动能力缺乏信心。在患病初期,心理上总认为自己无所作为了,感到悲观失望。因此除对老人进行精神鼓励和支持外,日常生活活动的早期康复训练是不可缺少的。从生活上一些小动作开始,当患者能够完成时,心理上就会建立独立生活的信念,从而对康复医疗充满信心,最后取得成功。

脑卒中老人的家属,要为老人日常生活活动训练创造一些有利条件,准备一些辅助工具,特制器具、家具、衣服、扶杖等,使老人能借助它们,提高日常生活活动能力。

脑卒中老人的日常生活动作锻炼和其他一些康复锻炼是分不开的,日常生活动作锻炼必须在坐位锻炼、上肢锻炼、下肢锻炼的基础上,这些康复训练可作为日常生活动作的准备训练。因为日常生活动作是更加复杂、要求更高的综合运动,要求活动有灵巧性、稳定性与协调性,其中以手活动功能训练最为重要,一则是因脑卒中偏瘫老人手关节活动功能恢复最差、最慢;二则是日常生活活动中,手的活动是最为重要的。

日常生活动作训练的内容有以下几个方面:

(1) 饮食动作训练:很多脑卒中老人出院时,已经能够轻松地吃固体或半固体食物,但饮水时往往会出现剧烈的咳嗽,这主要是因为液体食物具有流动性,在口腔内不易控制,如果老人喉咽部感觉功能和运动功能有障碍,液体就容易误吸入气管内,引起剧烈咳嗽,严重者会出现发热等肺炎症状。对此必须予以足够的重视。

那么,遇到这种情况怎么办呢?以下几个方法不妨一试。

首先,患者可以在饮水时将头面部转向偏瘫侧肢体,这样可以利用颈部的转动来封闭瘫痪侧咽喉部,使液体食物能够顺着健侧咽喉部下咽;其次,患者平时在家中可以用冰箱自己冻制一些冰棉棒,然后在颈部刺激瘫痪侧咽喉肌肉,以诱发吞咽动作,可以每天进行 2 次;另外,患者平时也可以将健手的拇指和食指放在喉结的两边,自己反复练习吞咽空气的动作,如果老人有呃逆反应则不要使用这种方法。

饮水不只是简单的咽部吞咽动作,也要依靠口腔复杂动作协调完成,若再考虑到把水送到嘴边的过程,还需要用手的握持、上臂的举物等动作以及保持上肢的平稳、准确性。因为拿杯子、瓶子与水壶的动作比用汤匙及端碗容易,所以饮水的动作根据难易程度,开始时可用吸管吸饮,进而用杯、用匙。用杯、用匙又需坐位完成,故难度较大。一手持匙,一手持碗的动作就更加困难了。

完成进餐活动,除了口的咀嚼与吞咽能力以外,取食入口的手臂动作是很重要的。右利手患者(病前习惯用右手经常性的活动,如用筷子、写字、用工具等)脑卒中后左侧偏瘫者,对进餐影响较小,只需左手固定餐具即可;若为右侧偏瘫就极为困难,这时必须由轻到重、由简单到复杂,不断地进行系统的训练,一直到右手能恢复各种主要动作的进餐能力为止。最好同时也用左手学习进餐动作。

在取食入口的动作中最简单的就是用手抓取,只要手臂有了一些基本活动能力即可,如手指的夹(并指动作)、捏(拇指与其他手指的屈曲对指动作)、握以及前臂的伸屈和肩部的内收、屈曲等。但因以手取食只限于固体食物,如馒头、面包、包子、糕点等,而半流质及流质食物,如粥、牛奶、汤、酱之类,则必须用餐具送食入口,所以饮食动作应包括餐具使用训练。在所有餐具中,匙、勺使用最为方便,也最容易学习、掌握,使脑卒中偏瘫老人患手握持更方便的办法,是加粗勺、匙柄,直径达 3~4 厘米左右粗细为宜,这样便于患手握持;随着患手握持能力增加,手柄再逐渐减细;加粗手柄的材料应松软、不滑,一般多用轻质木材制作。在放置食物的盘子边缘可安置一个挡圈,卡在盘子边缘,用以挡住滑动的食物,便于用匙取食。

使用筷子需要较高的技巧,所以需要较长时间的训练,要耐心地、反复地练习。脑卒中老人因把持能力和协调性差,开始时不能很好地完成进食动作,最初可不用任何食物,仅练习手指动作和模仿进食,练习用筷、用匙。经过反复练习后再摄取食物。

饮食活动中其他一些有关的动作,也需要练习与掌握,如开汽水瓶,可以双膝夹瓶身,一只手持扳手;开牛奶瓶盖,可用四指与掌固定于瓶颈部,拇指向上推动瓶盖的下缘。

有偏盲的患者,家属送食物时,一定要把食物放在健侧一边,否则因患侧视野缺损,只能看到部分食物或根本看不到食物。

(2)洗漱动作:重度瘫痪的老人不能行走,可训练坐在床上洗漱;中度、轻度瘫痪老人,要尽量步行到卫生间,开始时用健手洗脸、漱口、梳头,以后渐渐锻炼患手或者用健手协助患手。洗脸时要固定好洗脸盆,以防弄翻。洗脸水宜用温水,患手泡在水中,健手协助按摩、清洗并注意指甲间污垢。

(3)更衣动作训练:训练更衣动作的基本条件是起码能保持坐位姿势及一侧上肢具有一定的活动能力。因此,应早期对老人健侧上肢各关节进行最大范围的活动与肌力训练。

1)上身衣服的穿脱

套头衣服如背心、棉毛衫、毛衣等的穿脱:取坐位姿势,先把患肢放在患膝上，再把衣服同患肢相应的袖口套在患侧前臂，并向上推袖管，使相应部位居于肘部与腋下，然后把领口套在头顶。此时健手及前臂伸入另一袖内，并伸出袖口，用健手把领口拉下到颈部，再把衣服的下边拉直、拉平。脱衣服时则先把衣服下边卷到胸部以上，尽量上提，并提拉健侧部分的领口与袖口，并把健侧上肢由袖中脱出，当健侧上肢脱出袖口后，其余就很容易脱掉了。穿脱紧袖的衣服是非常困难的，所以偏瘫老人衣服必须袖口肥大，并尽量穿开身的上衣、毛衣。

开身上衣如衬衫、制服、外衣等的穿脱：坐位姿势，把衣服放在膝与大腿上，衣里向上，患手放入袖筒的近侧口内（患者的相应侧），然后用健手逐渐向上拉起袖筒，把患侧上肢穿入袖内，一直把袖子的肩部拉到患侧肩部以上，再把领口位置放在颈后。把衣服的另一侧部分，放在健侧肩上，便于健手找到相应一侧的袖筒内口，把健侧上肢伸入袖筒，穿好、对好衣襟，拉平衣身、扣好纽扣。脱上衣时，先解开扣子，打开衣襟，把上衣由领口向患侧外下方推向患肩，脱至肘下，先脱患侧，用健侧手帮助退出患手；再把健手经背部把衣服拉向健侧，再把领口拉向健侧肩部，健侧上肢甩脱同侧衣袖。

2）裤子的穿脱

可采取坐位姿势，先把患侧下肢曲髋屈膝放在健侧的腿上，把裤腿套在患足上拉至膝部，放下患腿再把健侧下肢穿入对应裤管中，逐渐向上提高裤至臀部，移动重心，分别抬起一侧臀部或同时抬起臀部，提上裤腰，穿好、扣好。脱裤时，先把健侧裤腿脱下，再脱去患侧裤腿。系裤腰时，不论是挂钩、纽扣及腰带，均需同时固定，握持两侧腰带或裤带，这对脑卒中后偏瘫患者是十分困难的，因为只用一只手来穿脱经常无法完成，所以可能的话，最好裤腰采用松紧带。还有一种简便方法,是先用一个夹子把患侧裤腰或裤带夹在上衣下缘,固定一侧,再用健手完成系裤带动作。

3) 袜子的穿脱:坐位姿势,用健手持袜并伸入袜口内张开五指,撑开的袜口套入脚上,再把手脱出,用手指捏住袜口向上提拉,然后渐渐提拉袜身,袜底要穿好。脱袜时程序相反。

4) 鞋的穿脱:坐位姿势,先在鞋口的后上方放一条光滑的布条或皮革,然后把患脚放在健腿上,将鞋套在患脚上,尽可能深入,之后把患脚及鞋放在地上,努力伸入脚使足跟接近鞋口,此时拉皮革使脚滑入鞋内。

为便于老人衣服的穿脱,可对老人衣服进行改进,一般来讲患者的衣服应宽大、松软、平滑,穿脱方便且舒适。因此一些衣服可在设计与缝制上作改进,比如肥大的衣服(尤其是衣袖与裤腿)、前开身的衣服穿起来就方便得多,质轻、柔软的衣料比沉重、粗厚、滞涩的衣料穿着方便、舒适(尤其是衣服衬里);另外,老人一只手扣纽扣十分困难,所以衣服用纽袢就不好扣,而按扣就比纽扣好些,最方便的是用尼龙搭扣;此外,鞋带、腰带改用松紧带,或腰带一端装上一个小夹子或别针(用于固定腰带在衣裤上),这样穿脱衣服时,就会带来不少方便。

(4) 大小便训练:脑卒中初期有尿潴留的患者,可用压迫下腹排尿的方法定时排尿。要鼓励脑卒中男子站立小便,女子坐马桶。病情好转后,可坐轮椅去厕所,开始时应有家属陪送。在厕所内最好安装电铃信号设备,老人一有不适,可以按铃呼叫,防止老人在厕所内发生晕厥、摔倒等意外;蹲式便桶不如坐式便桶,蹲坑式可加用板凳;厕所墙壁最好装有扶手。对大便干燥的老人,可用药物及饮食调整。

(5) 洗澡训练:偏瘫老人洗澡一定要有家属协助,淋浴或坐浴均可。第一次洗澡时间不宜过长,不要贪于洗掉由于长时间卧床而产生的污垢,以免造成患者过度疲劳或虚脱;以后随病情好转,洗澡次数可渐渐增多。浴室地面不要有积水,以免患者滑倒。

(6) 家务活动训练:家务活动种类繁多,而且所需动作又非常复杂。但是,家务活动的内容不仅实用性强,而且能引起病残老人的活动兴趣,如整理内务、取放衣物、收拾房屋、整理床铺、整理杂物、清洁美化环境、装饰布置、扫庭院、浇灌花草、选购食物、清洁食具和茶具、教育与辅导第三代、社交活动、通信联系亲友等。家属还可改造某些设施,如洗碗时,可在水龙头旁装把刷子,以便水流在刷子上用来洗碗筷;在水池底部放一块橡皮垫,以防滑动;采用轻质塑料制品比不锈钢或陶瓷制品易拿放等。这类动作中涉及很多高级的智能活动,因此不仅躯体运动能力要求达到一定的条件,而且脑功能也需要有一定程度的恢复。反过来说,这些活动不仅是肢体能力的训练,同时对脑功能也是一种训练和提高,老人应先从容易掌握的简单动作做起。

具有一定活动基础的老人,应当积极地从事日常生活动作训练与完成他能完成的工作。这样既可增强活动能力,又能维持必要的日常生活,同时会促使老人有更大的决心继续进行训练,使老人获得最大限度的康复。但老人要根据自己的病情制订训练计划,不能蛮干,必须强调安全,只有在自己能独立进行时,才可逐渐脱离家属帮助。

6. 脑卒中老人家庭康复要注意的问题

脑卒中患者中约有 1/3 的人,可以恢复或部分恢复日常生活自

理能力。脑卒中后康复好转的老人,仍要注意以下几个问题:

(1) 定期检查:研究表明,脑卒中有很高的复发率,严重的会直接危及生命,如在上海市的社区,对脑卒中老人的家庭康复病床,社区医院的医生一般都会定期进行随访。没有定期随访的老人,必须主动定期去医院检查血压、血糖、血脂,必须控制在正常范围之内。

(2) 积极治疗心源性疾病,如冠心病、心功能不全、心房纤颤等,防止心源性脑供血不足。

(3) 绝对戒酒戒烟。

(4) 避免过度劳累、精神刺激和情绪波动,合理安排日常生活。

(5) 平时应密切观察病情的变化,若有变化应及早进行治疗,避免脑血管疾病的再次复发或加重。

(6) 有人统计,70 岁以上老人脑卒中偏瘫后,经康复治疗日常生活活动能力虽一度好转,但 5 年后常会明显退化,甚至卧床不起。因此,必须长期坚持日常生活活动能力的康复锻炼,尽量减少功能退化和防止久病卧床,是大多数脑卒中老人家庭康复医疗的关键所在。

二、冠心病的家庭康复

冠心病是老年人的常见病,占我国疾病死亡率的第三位。老年人冠心病康复目标是预防及缓解心绞痛,尽可能保持正常生活能力,控制可能导致心肌梗死的诱因。临床上,老年人往往心绞痛症状不典型,必须引起老人及家属的足够警惕。

半个世纪前,患者心肌梗死后一般要卧床休息 2 个月,住院治疗 4 个月,限制活动 1 年以上。但长时间卧床可造成一系列不良效果,包括:体力活动能力降低;患者易发生血栓,如肺栓塞;有发生静脉血栓的危险;心理负担加重,减少生活自理能力,削弱对生活的信心,抑郁和焦虑状态增多等,同时疾病本身并未得到改善,而且使患者体力下降,心理负担加重,不利于身体康复和重返社会。现代康复医学认为,适当康复医疗可改善冠心病的预后及心脏功能。

1. 患冠心病老人的康复目标

冠心病老人康复的目标就是通过实行以康复运动疗法为基础的,包括有心理、社会、教育等方面的康复措施,以预防冠心病的发生和发展、改善症状、恢复和保持适当的体力和活动功能,提高老人生活质量。

需要冠心病康复医疗的老人有下列几类:

(1) 具有冠心病易患因素(如血脂异常、高血压、高血糖、肥胖、吸烟等),需要通过预防性康复医疗措施来预防冠心病发生的老年人。

(2) 已有隐性冠心病或心绞痛,需采取康复医疗措施来控制病情发展,改善症状和生活质量,预防发生心肌梗死的老人。

(3) 已发生急性心肌梗死处于恢复期的患者,通过康复医疗的锻炼和心理适应,逐渐恢复日常生活活动功能,重返家庭和社会。

(4) 已做了治疗冠心病的外科手术,如冠状动脉支架安置术、冠状动脉旁路手术(搭桥)、冠状动脉成形术后的老人,需进行功能性康复治疗。

2. 控制冠心病的危险因素

控制冠心病的危险因素,是冠心病患者家庭康复的一项重要内容,这样可以减少心肌梗死的发生和复发,并降低死亡率,国外

康复医学把"控制危险因素"称为冠心病的"二次预防",老人及家属应从以下几方面予以高度重视:

(1) 保持体力活动:老人保持适度有规则的体力活动,有助于控制体重,增加关节活动,以及神经肌肉的协调动作,并可减少心绞痛的发作。心肌梗死的老人,除年龄在 70 岁以上或体弱无法活动的外,家属均应动员老人参加并坚持家庭康复运动锻炼。

(2) 戒烟:冠心病患者,尤其是心肌梗死的老人,必须严格戒烟。戒烟可以减少心肌梗死复发,包括 20%~50% 的致死性复发。老人戒烟后,如出现精神抑郁或容易激动者,可以请医生给予药物处理。

(3) 控制高血压:控制高血压对改善心功能和减少心绞痛发作很有益处。除服用药物外,控制体重、减少食盐量、戒烟戒酒、增加体力活动等,都可使血压得到有效控制。但不宜将血压降得过低,不要长期服用同一种降压药,最好几种降压药物轮换使用。

(4) 合理饮食:患冠心病的老人要改善饮食中的不良习惯,长期坚持多吃水果、蔬菜,少吃肥肉、动物油、蛋黄、动物内脏等食品,控制高胆固醇饮食。肥胖者应吃低热量饮食,控制体重。

(5) 治疗糖尿病:糖尿病和冠心病互为恶性影响,所以除按照常规控制饮食外,还要给予必要的控制血糖药物治疗。

(6) 应用某些药物防治心肌梗死复发,如可服肠溶阿司匹林等。

3. 冠心病康复的运动疗法

国内外大量医学实践证明,长期坚持体力活动,对冠心病的康复十分有益,已属确定无疑的事实。美国心脏病学著名专家维特

（White）教授曾说过：运动是冠心病的"解毒剂"。运动对冠心病的重要性便可想而知了。

据美国医学家对651例冠心病患者进行对照观察，3年随访结果，运动组323例，15例死亡，病死率4.6%，年病死率1.55%；而对照组328例，24例死亡，病死率7.3%，年病死率2.44%，运动组病死率较对照组明显减少。此外，运动组患者的血清胆固醇和甘油三酯明显下降，高密度脂蛋白增加，运动后机体的应激适应能力也显著增加，体质有明显改善，冠心病症状减少，寿命延长。

当然，这里指的冠心病患者的运动是有指导的、科学的、合理的运动，而不是盲目的、过量的运动。

患冠心病的老人在进行康复锻炼时，注意事项如下：

（1）冠心病康复体育锻炼计划，必须按照老人病情、年龄、兴趣爱好及个人条件等来拟定。有下列情况之一，不宜进行康复运动治疗：

1）心绞痛频发；

2）难以控制的心律失常；

3）失代偿的充血性心力衰竭；

4）有合并严重高血压病者。

（2）冠心病老人的运动量是一个关键问题。过小的运动量，实际上只起"保健"和"安慰"作用，只有运动时达最高允许心率的70%~80%时，并达到最高允许心率的运动时间，要超过整个运动锻炼时间的50%，才会有效。此时，老人一般都会出汗、呼吸次数增多，并感到劳累，但并无不舒适感。

（3）老人运动锻炼以在上午八时后为好，傍晚也可进行。锻炼应循序渐进，刚开始时，一次锻炼可以只有5~10分钟，以后可增至

20~30分钟,其中还要另加准备和放松运动各5分钟。

(4) 冠心病老人的康复锻炼,以隔日一次,每周三次锻炼效果最好。少于2次者无效,5次以上者也无好处,甚至反而疗效差。冠心病的康复锻炼效果,一般2周后显现出来,4周后即有好的疗效,停止锻炼后会逐渐退化。

(5) 老年冠心病患者的康复锻炼,以步行、体操、太极拳、气功为宜。运动速度不宜过快,以运动后有轻微疲劳,不引起胸痛发生为宜。

开始时,控制心率在亚极量心率数的50%,以后再逐步增加。以步行为锻炼项目者,每分钟100步以上的快速步行,可使心率达100~110次/分,每次可散步30~45分钟,或每日步行1000~2000米,中间也可穿插快速步行。步行时应选择平坦路面,步幅均匀、步态稳定,呼吸自然,防止跌倒。我国第三套广播操可使心率达到110~120次/分,广播操在民间推广已久,可作为冠心病的医疗体操。太极拳动作舒松自然,刚柔相济,动中求静,对合并有高血压的冠心病患者,更为合适。简化太极拳运动量较小,心率只能达到90~105次/分;为了加大运动量,可把太极拳架势打得低一些,动作幅度大一些,延长打拳时间,或重复打拳。

(6) 冠心病老人进行康复锻炼时,应避免在饭后以及喝浓茶、咖啡等2小时内锻炼,也不应在运动后1小时内进餐或饮浓茶或咖啡等。锻炼前后不喝酒、不吸烟。

(7) 老人在康复锻炼时,避免穿着太厚,影响散热,增加心率。

(8) 避免在运动后,即时用热水淋浴或洗热水澡,至少休息20分钟后沐浴。

(9) 老人在患其他疾病或外伤时,不应再进行康复锻炼。严寒、高温、高湿季节,应减少运动量。

(10)患冠心病的老人康复锻炼过量时,常表现心悸、胸痛、头晕、恶心、腿痛、气短、长时间疲倦、非同一般的失眠;血压升高,静息时收缩压高于 26.7 千帕(200 毫米汞柱)、舒张压高于 14.7 千帕(110 毫米汞柱);心动过速(超过 120 次 / 分)。若老人出现上述情况,应在下一次锻炼时减少锻炼量或暂时停止康复锻炼。

4. 老人心肌梗死后恢复期的家庭康复

患心肌梗死的老人出院后,除按时服药、按时门诊随访外,在家里同样可以进行有效的家庭康复医疗。康复目的是恢复老人日常生活的自理能力,减少老人抑郁情绪,增加战胜疾病信心和生活乐趣。

老人出院后,在家除自行料理起居生活外,还可以读书、写字、处理一些轻便的家庭事务,如洗餐具、擦桌子等,也可参加一些轻松的文娱活动。但费力的家务劳动以及容易引起紧张兴奋的文娱体育活动(如打麻将)、或观看足球赛的电视则是必须避免的。

心梗老人的康复锻炼,以步行康复疗法和太极拳最为简便易行。在康复锻炼前,应做准备运动,目的是活动一下关节与肌肉,并使心脏功能有所适应。

准备运动具体方法如下:

(1)坐位准备动作

1)老人坐在椅子上,挺胸、坐正、两手下垂,然后两臂自下交替上举 5 次。

2)两手放置在大腿上,抬起小腿与地面平行,然后外展 5 次。

3)上臂外展,抬起与肩平行,两前臂下垂,手背朝前,逐渐将两上臂朝上举起,手掌朝前,再还原,做五次。

（2）立位准备运动

1）两手叉腰,躯干向两侧侧弯 5 次。

2）两手叉腰,屈膝下蹲 3 次。

（3）步行康复疗法:老人做完准备运动后,可进行康复锻炼。

步行康复疗法具体方法如下:

1）出院后第 1 周:每日一次漫步,每次 5 分钟,路程为 400 米左右。

2）出院后第 2 周:每日二次漫步,每次 5 分钟,路程为 800 米左右。

3）出院后第 3 周:每日一次漫步,每次 10 分钟,路程为 800 米左右。

4）出院后第 4 周:同上。

5）出院后第 5 周:每日一次漫步,每次 15 分钟,路程为 1200 米左右。

6）出院后第 6 周:同上。

7）出院后第 7 周:每日一次步行,每次 20 分钟,路程为 1600 米左右。

8）出院后第 8 周:每日一次步行,每次 20 分钟,路程为 2150 米左右。

9）出院后第 9 周:同上。

10）出院后第 10 周:每日一次步行,每次 30 分钟,路程为 3200 米左右。

方案中的步行距离和时间,可以根据每个老人的个体情况而适当变通,对年老体弱的老人来说还是以低水平的运动量为好,如将一日步行距离分为几段进行等。

一套简化太极拳,能使心率达到 90~105 次 / 分,也适合心梗老人家庭康复锻炼。

5. 心肌梗死老人在家庭康复锻炼中注意事项

（1）严寒冬季避免在室外运动。

（2）炎热暑天及潮湿闷热天，应减少运动量。

（3）进餐前后勿锻炼。

（4）锻炼后 20 分钟内不能立即用热水洗澡。

（5）如在锻炼时出现心绞痛、头晕、恶心、气短 10 分钟以上或面色苍白、紫绀、腿痛、疲倦、失眠、运动后 5 分钟内心率不能恢复到 100 次 / 分以下，或者血压升高，糖尿病未能控制，应考虑暂时停止锻炼、或减少锻炼时间和运动量。

心肌梗死的老人家庭康复生活的指导，则应遵循"多走、多睡、少吃"的原则。如睡眠至少 7~8 小时，如老人睡不着，则至少要有 10~12 小时的卧床休息。膳食方面要适当控制饮食，原则上是低热量饮食，不要因休息而发胖。吸烟的老人应严格禁烟。饮料中咖啡因的含量要少。出院 3 个月后允许少量喝些葡萄酒(30~50 毫升)。洗澡宜用温水，水温不超过 50℃，时间要短。性生活方面一般在发病后两个月内禁止，如果能上二层楼，无主诉不适，可以恢复性生活，但次数和性生活时间应加以控制，最好事前服用麝香保心丸等药物。

三、老年高血压病的家庭康复

高血压病是心血管疾病中较常见的疾病之一，是影响老年人身体健康的主要疾病。据国内外资料统计，60 岁以上老年人群中高血压患病率占 1/3 左右，80 岁以上为 65.6%。

老年人血压的增高对脑、心和肾脏的循环有损害，并增加心脏负担,促使心力衰竭和加速动脉硬化的形成,因此高血压病成为老年人发生冠心病和脑血管意外的祸根。随着年龄和血压的增高,发生心、脑意外的死亡率也随之增加。高血压患者与普通人相比,患冠心病的几率要高3~4倍;患脑卒中几率要高7~10倍。

患高血压病老人的康复医疗应尽早开始,采取加强老年健康管理、药物降压和体育疗法等综合措施。高血压病的康复过程是一个长远的过程,可以说是"终生康复"。其近期目标是控制血压,预防并发症;其远期目标是预防脑卒中、冠心病和高血压性心脏病,提高老人的生活质量。因此,老人高血压病的家庭康复具有重要意义。

1. 老年高血压病的特点

老年高血压病的表现有其老年特点,与年轻人高血压有些区别:

(1)老年人高血压病往往是收缩压(高压)升高、舒张压(低压)相对较低。这是由于人到老年心脏搏出血量降低、全身的动脉血管管壁弹性降低所致;当心脏射血时,大动脉不能充分膨胀,而使收缩压超过正常值。

(2)老年高血压病容易出现血压波动,一日内血压波动较大,收缩压平均可波动5.3千帕(40毫米汞柱),舒张压为2.7千帕(20毫米汞柱)。从季节来看,冬季血压波动大而夏季较小,大约三分之一老人血压夏低冬高,但也有相反的。

(3)老年高血压病容易出现体位性低血压,这可能由于老化所致的血压调节功能障碍有关。老人在服用降压药物时,要经常测压,根据病情、在医生指导下调节药物的品种和剂量。

因此,老年高血压患者在家康复时,最好自备电子血压仪,在一天不同时段自己多测几次,不能仅凭一次测量的血压作为血压高低的依据。

2. 高血压病家庭康复的目标

患高血压病的老人,家庭康复的目标有以下几点:

(1)控制病情的发展,预防心、脑、肾等重要器官并发症的发生。对患轻症高血压病的老人,血压降至正常范围,症状消失。

(2)预防发展为脑血管意外,如脑出血、脑梗死等。

(3)预防发展为高血压性心脏病。

(4)改善生活质量。生活质量的评定要看症状、舒适感、社会生活活动能力、智力和心理感情状态。采取全面康复的措施才能真正改善高血压病老人的生活质量。

由上可见,高血压病的康复过程是一个长远的过程。高血压患者应当以长期的准备来安排和执行各项康复措施,可以说,高血压患者的康复是一种名副其实的"终生康复"。

3. 老年高血压病家庭康复的原则

根据老人高血压病发生发展的特点及其家庭康复的目标,提出老人高血压病家庭康复的原则如下:

(1)从建立合理的生活方式入手,控制高血压病发病的危险因素。高血压病的发生和发展,与下列危险因素有关:缺乏运动、精神紧张(精神压力)、肥胖、吸烟等。要控制和消除这些因素,就要重建合理的生活方式,正确处理应激(精神压力),善于放松身心;坚持适量的运动锻炼,合理饮食,避免超重,还要戒烟。这是高血压疾病预防康复首要的问题。

(2)从心理和行为疗法入手,改变不合理生活方式。例如,通过松弛训练,使老人能正确处理应激紧张,养成沉着稳定的气质;通过老年病医学保健科普知识教育,加深对危险因素危害性的认识,认识到建立合理生活方式的必要性。

(3) 早期进行康复,并且终生坚持。高血压病早期进行康复,效果较好,价值较大,可预防病变发展,甚至可基本控制病情。由于康复目标实现的长期性,因此各种康复措施要终生坚持。

(4) 在康复治疗中,着重引入非药物治疗,如利用运动疗法、饮食疗法等,使血压下降和保持在适当水平,消除症状,从身体、心理上适应生活要求,改善生活质量。

4. 康复运动疗法

康复运动疗法治疗高血压病有 30 余年历史,国内外的康复实践都肯定了康复体疗是老人高血压病有效的辅助治疗之一。有人经观察证实,高血压患者经一个月康复体育锻炼后,头昏、头胀、头痛、失眠、心悸等症状都有所减轻,血压下降并趋向稳定,面部灼热、心神恍惚神经症状减少。

(1) 最适宜康复运动疗法治疗的是轻度型高血压病患者,收缩压在 18.7~21.3 千帕(140~160 毫米汞柱)之间,舒张压在 12.0~13.3 千帕(90~100 毫米汞柱)之间,没有并发症和明显症状的老人。

患高血压病的老人康复运动以太极拳、体操为宜。太极拳动作柔和,姿势放松,动中有静,对高血压颇为合适。体质较好的老人,可打全套或简化太极拳,体力较差的老人可打半套,体力弱的老人可练习野马分鬃、左右揽雀尾、云手、收势四节,每节重复几次。有人观察证实,打完一套简化太极拳后,收缩压可下降 1.3~2.7 千帕(10~20 毫米汞柱)。北京科研人员曾调查长期练习太极拳的 50~89 岁老人,其平均血压为 17.9 千帕/10.8 千帕(134.1/80.8 毫米汞柱),明显低于同年龄组的普通老人 20.8 千帕/11.1 千帕(154.5/82.7 毫米汞柱)。

日本神户增进健康俱乐部为患高血压的老年人制定了一个运动处方——定量步行法，又叫"医疗散步"，为期三个月。定量是以每次消耗300~500千卡热量为标准进行安排的。运动强度以脉搏为标准，60岁者每分钟110次，运动时可按本人的条件作适当调整。

医疗散步具体定量方法是60岁以上的老人，开始时以1分30秒走100步为尺度进行练习，每隔三日，一次增加50步；到第十八次时，要求在10分钟内走1000步；到第23次时，要求在12分钟内走1250步；到第30次时。要求在15分钟内走1600步；到第37次时，要求在18分钟内走1950步。每次锻炼的时间是30~40分钟，可根据每个人的具体情况来掌握。

经定量步行法锻炼的高血压病患者，都可降低血压。坚持这种步行锻炼的肥胖老人，还可以减少腹壁脂肪。

老人步行可在上午八时后进行，也可在傍晚进行，步行前要先做准备运动，步行后应做放松运动。

(2) 中度型高血压老人由于体力、症状、病情等因素，只适宜参加运动量很轻、方法简单、时间较短的运动、疗效也可能不明显。有些高血压病老人不适合运动疗法，如严重心律失常、心动过速、心绞痛、心功能代偿情况不佳者。

5. 康复运动疗法需要注意的问题

(1) 患高血压病的老人进行康复运动疗法时，运动量应该是比较小的。运动疗法的目的不在于锻炼心脏，而在于降低血压。康复医疗实践表明，放松性的、节律较慢的、运动量较小的活动，能收到较好的降压效果。

(2) 老人在康复运动疗法时，无论何时何地何种方法，必须记住"安全第一"的原则，坚持"小运动量"的原则。

（3）按照动静结合的原则安排好老人一天的日常生活规律。每天运动的总时间，早期高血压病老人控制在一小时左右，较大运动量的锻炼（如快步、游戏等）每周 1~2 次，每次 10~15 分钟。中度型高血压病老人，每日运动的总时间 20 分钟左右，分配在上午和下午进行。

（4）做体操和运动时，要放松，不要紧张用力；呼吸要自然，不要闭气鼓劲；不要做剧烈运动，同时还要注意头不要下垂低于肩部，以免加重头晕、头重的症状。

（5）在运动治疗的整个过程中，要有家属监护和自我监督。密切观察血压、脉搏和症状的变化，注意运动过程中有无心绞痛、头痛、头晕、心律不齐、咳喘、呼吸困难、恶心呕吐、共济失调等现象出现，如有需马上减量或暂停锻炼。每次做完较大运动量的锻炼后，要检查心率的恢复情况，一般应在 3~5 分钟内恢复至运动前水平。

运动带来的疲劳应在休息两小时后消失，如果运动后睡眠不佳、头痛，第二天仍有疲劳感，说明运动量过大或休息不足，应减量或暂停锻炼。

（6）如在室内做康复医疗体操，场地应宽阔，环境要安静，避免拥挤和各种嘈杂声响。

（7）家属要经常对老人进行解释、安慰和鼓励，调动老人的积极性，加强康复的信心。

（8）经常测血压。有条件的家庭可自备电子血压计。

（9）对大多数高血压病老人来说，在家庭康复运动疗法的同时，必须在医生指导下，结合药物治疗。

四、糖尿病的家庭康复

糖尿病是一组老年人常见的以血浆葡萄糖水平升高为特征的代谢性内分泌疾病,其基本病理生理为绝对或相对胰岛素分泌不足和胰高血糖素活性增高所引起的代谢紊乱,包括糖、蛋白质、脂肪、水及电解质等,严重时常导致酸碱平衡失调。其特征为高血糖、糖尿、葡萄糖耐量减低及胰岛素释放试验异常。糖尿病分为1型、2型,以及特殊类型糖尿病和妊娠糖尿病4种类型。老年人大多数为2型糖尿病,与遗传和环境因素共同参与的多基因、多因素有关,是一种十分复杂的疾病。

1. 重新认识糖尿病

目前,全世界受糖尿病威胁的人至少超过5亿,且发病高峰正在向发展中国家转移,我国就首当其冲。据统计65岁以上老人中糖尿病患病率为8.1%,可见糖尿病是老年人的常见病,老年人的糖尿病大多为非胰岛素依赖型(即2型)。糖尿病还是一种终身性的慢性病,糖尿病的发生、发展是个缓慢而加速的过程。世界卫生组织有关资料表明:糖尿病的患病率、致残率和病死率及对总体健康的危害程度,已居慢性非传染性疾病的第三位,死亡率仅次于癌症和心脑血管疾病,平均每8秒钟就有一个人因糖尿病而丧生,每年有400万人因糖尿病而死亡;其中绝大多数糖尿病本身并不能导致人的死亡,真正置人于死地的是糖尿病的并发症,它严重威胁着病人的健康和生命。

据世界卫生组织糖尿病专家统计,研究表明,糖尿病发病后10年内有30%~40%的患者至少会发生一种以上的并发症;又有研究表明,50%的糖尿病患者在诊断为糖尿病时就已存在着并发症,有的患者在发生心肌梗死或脑卒中时,才发现同时患有糖尿病。《中国糖尿病防治指南》中显示,2001年中华医学会糖尿病学分会,对全国31省市自治区2万余例住院糖尿病患者的糖尿病并发症及相关疾病状况进行了回顾性分析,数据充分表明,我国糖尿病慢性并发症患病率已达到相当高的程度;糖尿病引发的并发症几乎波及全身各系统、各种内脏器官,就像瓜藤一样蔓延。

令医学界感到担心的是,在我国老人中,糖尿病发病率虽然高,但老人对糖尿病的知晓率底,长期坚持正确治疗率更低,认识不到糖尿病的严重后果。

2. 糖尿病家庭康复医疗的内容

患糖尿病老人的康复评定主要包括与糖代谢相关的生化指标测定(如血糖、糖化血红蛋白、血脂、肝肾功能等)、肢体的感觉和运动功能评定、日常生活自理能力评定及心理的评定。其中糖化血红蛋白测定可反映取血前4~12周血糖的总水平,可弥补空腹血糖只反映瞬时血糖值之不足,是糖尿病控制的重要检测指标之一。

至今为止,糖尿病尚无根治方法,为了达到糖尿病康复治疗目标,单靠一种治疗方法是不够的,必须采取综合的治疗方法,这种方法适用于各种类型的糖尿病患者,是目前治疗糖尿病最有效的方法。

综合治疗的方法包括5个方面:饮食疗法、运动疗法、药物疗法、糖尿病健康教育、血糖监测,其中起直接作用的是饮食疗法、运动疗法和药物治疗3个方面,而糖尿病健康教育和血糖监测则是保证这3种治疗方法正确发挥作用的必要手段。

患糖尿病老人的家庭康复治疗,以心理治疗(包括糖尿病健康教育)、运动疗法、饮食疗法三个方面为支柱,配合药物治疗、血糖监测;目的是控制糖尿病,改善一般健康状况、增强抵抗力并防治并发症。

3. 康复运动疗法

康复运动疗法是治疗糖尿病的一个好方法。在祖国医学中已有 1000 多年的历史,现代医学已证明,适当的体育运动可使血糖降低,这种作用不但表现在运动中,而且在运动后一段时间内继续起作用。

运动疗法的功效在于:改善患者糖的代谢,促进机体对葡萄糖的利用;增加身体对胰岛素作用的敏感度;改善耐糖能力;增加对脂肪的利用率;预防或推迟并发症的发生和发展;减轻自觉症状。

老年糖尿病患者参加康复医疗体育活动时,应避免剧烈的运动项目,宜参加较为缓和的运动项目,使全身肌肉都能得到锻炼,如步行、保健操、太极拳、乒乓球、羽毛球等,其中步行是最常用的一种体育疗法。

(1)康复运动疗法

1)运动前准备:康复运动治疗前要进行体检,如心电图、有无血管及神经并发症、缺血性心脏病、眼底情况、肝肾情况等。然后,正式运动前应先做 5~10 分钟的低强度有氧热身运动,对肌肉和关节先做一下伸展活动;但须避免屏气动作,因为屏气可使收缩压升高。

在运动时,应穿宽松的衣裤、柔软的棉线袜和合脚的运动鞋,检查鞋内有无异物;注意选择合适的运动场地。

2)适宜的方式和强度:根据自身的具体情况,选择相适宜的运动方式和强度。根据自身条件允许的情况,一般可控制在最高运动强度的 40%~80%。

3) 整理运动:运动结束时需要做 5~10 分钟的整理运动,如弯弯腰、踢踢腿,使心率恢复到每分钟比静息时高 10~15 次的水平,再坐下休息,这样可以防止运动后心血管和肌肉、骨骼的损伤。

4) 运动时间选择:合理的运动时间包括每次持续的运动时间和一天中较适宜运动的时间两方面。通常每次运动的时间自 10 分钟开始,逐步延长至 20~40 分钟,其中可穿插必要的间歇时间。一天中较适宜运动的时间一般宜在上午八时后或下午、黄昏时进行,不宜在饱餐后或饥饿时进行运动,以免出现胃肠系统不适或低血糖反应等。

5) 运动的频率:一般认为每星期运动 3~5 次是较适宜的,可根据每次运动量的大小而定。如果运动量较大,间歇宜稍长。但若运动间歇超过 3~4 天,则运动锻炼的效果及蓄积作用将减少,难以产生疗效,因此运动锻炼不应间断:如果运动量较小,且身体条件较好,运动后又不觉疲劳的,可坚持每天运动一次,或将一天的运动分为上午和晚餐后两次进行。

6) 运动的环境:自然环境是影响锻炼效果的重要因素,宜在公园、林间、田野等空气新鲜、清静的环境下进行。

7) 运动时天气:晨练时应避免雾霾天气,特别是冬天的早晨。

8) 适度锻炼:老年人身体功能衰老是一种自然现象,因此在健身锻炼时要注意控制运动量,不能过度。

9) 运动计划和日记:老人最好能制定自己的运动计划,设定短期运动项目和目标。运动的各种形式可互相搭配,以提高自己兴趣。最好老人能做运动日记或周记,不断提醒自己,建立信心,并监测血糖、了解运动效果。

10) 运动形式的结合:老人早晨起来可以一边听新闻,一边运动锻炼。住楼的老人,可以不乘电梯,爬2~3层楼。家中操持家务时,各种姿势的家务交叉做,注意劳逸结合。也可以和家人、朋友一起共享运动锻炼的方式。

11) 暂时不宜运动的对象:自身胰岛素严重分泌不足的1型糖尿病患者;血糖极不稳定的糖尿病患者;血压:患者的收缩压大于24kPa(180mmHg)者;血糖过高,大于14mmol/L的患者;有严重心脏疾病的患者;经常有脑供血不足的患者;有肾脏并发症的患者;急性感染的糖尿病患者。

(2) 有糖尿病及并发症的老人,康复运动时要注意的几个问题

1) 有糖尿病性视网膜病变者,应避免接触性运动以及屏气、升高血压的运动(例如举重、拳击等),以防眼底出血或视网膜脱离。

2) 糖尿病合并外周神经病变者、关节退行性病变者,以及足部溃疡者应该避免容易引起足部外伤的运动,例如快走等。

3) 防止康复运动时的不良反应:患糖尿病的老人在进行康复运动疗法时,运动可引起低血糖和运动后迟发性低血糖;自身胰岛素缺乏的,特别是1型糖尿病患者容易引起高血糖和酮症;运动不当,会加重糖尿病所致慢性病患者的病情等。

怎样防止这些不良反应的发生呢?

① 运动前后分次食用早餐,避免空腹运动,或随身携带糖块和饮料等,以防低血糖的发生;

② 运动时间较长,适当补充些食物;

③ 制订运动计划时,应由医生适当调整药物剂量;

④ 注射胰岛素与运动的间隔时间至少为1小时,如小于1小

时,应尽量避免将胰岛素注射在经常活动的部位;

⑤ 运动前后加强血糖检测,以熟悉自身对不同运动的血糖反应情况;

⑥ 血糖控制不稳定时不做运动;

⑦ 进食后1小时左右再做运动;

⑧ 随身携带疾病介绍卡,包括家属地址、电话等;

⑨ 运动后适当补充水分;

⑩ 康复运动时或者运动后,若有不适需及时就医。

4. 饮食康复治疗

饮食治疗是糖尿病最基本、最重要的治疗方法之一,合理的饮食可有效地控制糖尿病。正确的观念是应当将饮食康复治疗当成患糖尿病老人一种新的生活方式。

饮食治疗目的是保持理想的代谢值,包括血糖、血脂与血压;预防和治疗糖尿病慢性并发症;通过健康饮食治疗和运动,改善营养状况和生活质量。

(1) 糖尿病饮食原则:应遵循平衡膳食和合理营养的原则。

1) 在限制总热量、合理搭配下,饮食计划可以包括患者喜欢的各种食物,食物品种要尽可能多,以满足机体对各种营养素的需求。

2) 在不违背营养原则的条件下,选择的食物与烹调方法应尽量顾及患者的饮食习惯,以提高营养治疗的操作性和可行性。在烹调方法上多采用蒸、煮、烧、凉拌的方法。合理安排餐次,饮食定时定量。

3) 餐后血糖高的老人,可在每日总热量不变前提下分成4~5餐。

4) 一般体型消瘦的糖尿病卧床患者,每日热量供给量为每千克体重 25 千卡;不卧床患者为 30 千卡。体型正常糖尿病卧床患者,每日热量供给量为每千克体重 20 千卡;不卧床老人为 25~30 千卡。体型肥胖糖尿病卧床患者,每日热量供给量为每千克体重 15 千卡;不卧床患者为 20 千卡。

(2) 饮食疗法需要注意的几个问题

1) 控制总热量,建立合理饮食结构,将体重控制在理想范围,改善血糖、血脂,保持体力是糖尿病饮食治疗的基础。每日摄入的总热量应依据糖尿病患者的性别、年龄、体重和活动强度等计算,并且应该定期修正。家庭应该制备称量食物的磅秤(1000~2000 克)与量杯,一般一调羹为 15 毫升左右,一小瓷碗为 350 毫升左右。

康复饮食疗法是老年轻型糖尿病患者的主要治疗方法。由于老人饮食习惯较难改变,要逐步使之适应。老人在饮食中的热量标准,要根据老人标准体重及生活活动情况,来估计每日所需总热量,一般为每天 1000~1500 千卡。活动极少的卧床老人为每日 22~25 千卡/公斤体重;活动一般的老人为每日 25~30 千卡/公斤体重;肥胖的糖尿病老年患者,可减至每日总热量 1200 千卡左右。若老年患者体重能下降到正常标准,常可使糖尿病得到控制。

将总热量千卡,按照碳水化合物占 60%、蛋白质占 15%、脂肪占 25% 分配,再求出各种成分供给的热量,按每克脂肪产热 9 千卡、碳水化合物及蛋白质产热 4 千卡,换算出供给该患者不同营养成分所需要的重量。食物中蛋白质标准按每日每公斤体重 1 克计算,体瘦老人可增至 1.5 克;脂肪量可根据老人饮食习惯而决定,约每日每公斤体重 0.6~1.0 克,每日总量约为 30~50 克。饮食中的主食,每日 200~300 克。

例如,一个体重为 50 公斤的糖尿病老人,活动量极少,按每日每公斤体重 20 千卡计算,一天总热量 1000 千卡。再按不同比例分配,即 600 千卡来自碳水化合物,150 千卡来自蛋白质,250 千卡来自脂肪。这些热量的供给需 150 克碳水化合物、37.5 克蛋白质、28 克脂肪。

2) 饮食分配和餐次安排。一日至少保证三餐,早、中、晚餐热量按 1/3、1/3、1/3 或 2/5、2/5、1/5 的比例分配。在体力活动量稳定的情况下,饮食要做到定时、定量。每餐要主食、副食搭配,餐餐有碳水化合物、蛋白质和脂肪。注射胰岛素或易发生低血糖者,要求在三餐之间加餐,加餐量应从正餐的总量中扣除,做到加餐不加量。不用胰岛素治疗的患者也可酌情用少食多餐、分散饮食的方法,以减轻单次餐后对胰腺的负担。

3) 食物的多样化与烹饪方法。想要吃得健康,最好的方法就是增加食物的种类,食物品种尽可能多些(每天 12 种以上),可以满足机体对各种营养素的需求。糖尿病患者的饮食治疗需要终身坚持,要做到持之以恒;在限制总热量、合理搭配下,饮食计划可以包括各种老人喜欢的食物;多采用蒸、煮、烧、炖、焖、烩、凉拌的烹调方法,避免食用油炸的食物。

4) 用餐方式有讲究。用餐要专心致志,清楚自己所吃的每种食物,若心不在焉或边吃边聊常常会在不知不觉中吃下过多的东西,而使饮食计划失效。同时,进食速度要慢,要细嚼慢咽。

5) 调味品中,糖应限制。若与家属共同烹煮,可于加油、加糖之前盛出老人的一份。酱油也宜少用,少吃盐是健康的饮食之道,应控制在每日 6 克以下,亦可选用低钠盐。植物油也是限量食用的,每日 20~25 克。植物油中,宜用菜油、豆油、葵花籽油、玉米油、橄榄油、芝麻油、色拉油;忌用动物油、猪皮、鸡皮、鸭皮、奶油。饮酒不利于糖尿病控制，最好不饮酒。对血糖控制良好的老人，至多每周 1~2 次，且不饮用白酒，每次啤酒 200~250 毫升（普通玻璃杯一杯），或者葡萄酒 100 毫升（普通玻璃杯小半杯），酒的热量应计算在总热量内。血糖控制不佳或者不稳定的糖尿病老人尽可能不饮酒。

6）外出饮食或应酬时，同样要注意少盐、少油、忌糖。

7）控制饮食后肚子老是饿怎么办？部分糖尿病老人，在刚开始控制饮食（特别是主食总量）时，经常感到饥饿难忍，尤其是夜间，饥饿时夜不能眠，只能起来吃点东西暂时缓解一下饥饿感，但又时时担心会使血糖升高，有没有既能解决肚子饿又不影响血糖的办法呢？饮食习惯有一个长期养成问题，糖尿病患者从胃口很大、进食自由的状态一下子减到合适的总量确实感到很不适应，饥饿难忍的现象难免会出现，但只要坚持下去，过量进食的习惯是能够改变的，人体也是能适应这种饮食治疗的。在刚开始控制饮食的时候，如果吃完规定数量的食物后，还觉得饥饿，可以适当增加含糖量 4% 以下的蔬菜作为充饥食品，如苦瓜、冬瓜、黄瓜、小红萝卜、生菜、莴笋、芹菜、茭白、西红柿、绿豆芽等。

8）糖尿病老人宜食的食物。谷类及其制品每日 150~250 克，其中粗杂粮占 25% 左右；保证每日蔬菜 500 克左右，以深色叶菜为主，高淀粉的薯类、南瓜、芋头等，应计算在总热量中，替换主食；水果每日 100~200 克，选用低糖分、低血糖指数的水果，如樱桃、柚子、苹果、梨、草莓等；每日 100~200 克瘦禽肉或鱼虾，少吃肥肉和内脏；1~2 杯奶，最好选用低脂或脱脂奶；100~200 克豆制品。

9）糖尿病老人忌食的食物，有肥肉、动物内脏、油炸食品、腌制食品、精制谷类、含糖饮料、果脯、白酒类等。

（3）饮食治疗中的常见误区

在糖尿病治疗中，饮食控制是必不可少和至关重要的，众多糖尿病患者也在为此进行着积极不懈地努力。然而，由于相关医学知识的匮乏以及理解上的误区，很多努力并没有达到预期的效果，甚至适得其反。那么，在饮食方面我们常有哪些误区，都应该注意些什么呢？

1）切不可用增加药量来"抵消"多吃的食物。一些患者在感到饥饿时常忍不住要多吃饭，这时采取自行加大原来服药剂量的方法，误认为饮食增加了，多吃点降糖药可把多吃的食物"抵消"，事实上这是将饮食控制和药物控制的相互关系搞颠倒了。这样做不但使饮食控制形同虚设，而且在加重了胰腺负担的同时，还增加了低血糖及药物毒副作用发生的可能、非常不利于病情的控制。因此，糖尿病患者应做到饮食定时、定量，在保持饮食规律的基础上，在医生的指导下调整降糖药物的用法和用量。

2）某某食品可以降糖的说法万不可信。总听一些糖尿病患者说，多吃某某食物可以降低血糖，这是一种误解。一般情况下，绝大多数食物含有热量，而只要含有热量，摄入体内后就会升高血糖；只是有的食物因为热量低，或含有膳食纤维等营养素，升高血糖的速度不快、力度不大，但总的趋势是使血糖升高的，而不会降低血糖，人们常说的苦瓜、南瓜等都是如此。因此说，用食物降血糖是不可能的，除非食物中违禁添加降糖药，但这是绝不允许的。如果在不知情的情况下，食用这样的食物，会导致严重的低血糖反应，后果不堪设想。

3）早餐很重要，莫轻视。不吃早餐是不会降低血糖的。头一天晚饭后至次日清晨,已有近10小时未进食,血糖可达最低值。此时应该补充糖类,否则易发生低血糖;血糖降低后,若得不到补充,我们的身体会动员脂肪快速分解,脂肪分解代谢不完全会引起酮症,不仅血糖会更高,还很危险。所以,糖尿病患者定时定量进餐非常重要。

4)不要放弃主食。单纯控制主食、不限制副食时,由于糖类摄入不足,总热量不能满足机体需要,只能分解脂肪、蛋白质提供热量,长此下去将发生营养不良,甚至发生饥饿性酮症;并且只控制主食、不控制零食,可能造成实际摄入的总热量超标,亦不易控制血糖,还容易引发高脂血症和心血管系统疾病。

粮食类食物的主要营养成分是糖类,分解后生成葡萄糖使血糖升高。胰岛素则把葡萄糖转化为热量,供给身体所需。胰岛素的分泌和作用,是靠葡萄糖刺激来实现的,如果长期不进食糖类,胰腺分泌胰岛素的功能会废用而退化的。所以主食一定要吃,每天不要少于150克,合理分配到三餐。防止低血糖发生,低血糖更容易发生意外。

5)合理饮食搭配不仅仅是鸡鸭鱼肉的搭配:合理的饮食搭配应包括种类的搭配,如每餐主食、副食、蔬菜和烹调油之间的搭配;量的搭配:主食、副食、烹调油提供的热量占总热量的比例;烹调方法的搭配:以蒸、炖、汆、爆炒、凉拌为主,煎炸、熏烤只能少量品尝。

6)不吃动物油,但不控制植物油。植物油含较多不饱和脂肪酸,对降低胆固醇、保护血管有利;但植物油的脂肪热量也都较高,过量摄入对控制疾病不利。

7)只吃粗粮,不吃细粮。粗粮中含有较多的纤维,在肠道内可吸附脂肪和糖类,促进肠蠕动,从而降脂、降糖、通便,但老人过量食用会影响营养的吸收,造成营养不良。一般粗粮占主粮25%左右为宜。

五、慢性支气管炎和慢性阻塞性肺气肿的家庭康复

50岁以上的中老年人,咳嗽、咳痰或伴有喘息反复发作,每年患病至少3个月,持续2年以上,且没有心、肺其他疾病者,称之谓"老年慢性支气管炎"。由于长期、慢性支气管炎或哮喘等引起不同程度的心、肺功能障碍及体力活动受限的疾病,为"老年慢性阻塞性肺气肿"。

我国老年人中,慢性支气管炎的发病率很高,男性比女性高。慢性支气管炎、肺气肿的病程,往往可长达30~40年。但是,此疾病缓解期间常为患者所忽视,往往出现严重并发症时方到医院就诊,此时对多数患者来说,肺和支气管组织已造成破坏性病理改变;因此,在缓解期对患"老慢支"的老年患者进行家庭康复医疗是十分必要的。通过康复功能训练、精神安慰和卫生教育,能控制病变发展,改善自觉症状,改善肺功能,增强体质,预防感染,并可以提高与老人日常生活相适应的体力。

常用的家庭康复措施有:①进行腹式呼吸训练,建立有效呼吸;②做呼吸体操、医疗行走等练习,以增加体力;③进行正确的排痰训练,减轻呼吸道内阻塞;④预防感冒,可有效预防支气管炎复发;⑤戒烟、服用镇咳与祛痰药等,可消除或减轻引起支气管痉挛的诱因。

下面详细介绍几种适合家庭康复的方法:

(1) 腹式呼吸训练:老慢支的病人要增加肺通气量,只有通过腹式呼吸训练,增加横膈的活动,才是最省力、最有效、氧耗量最经

济的方法。腹式呼吸主要通过横膈运动进行,横膈活动每增加 1 厘米,可增加肺通气量 250~350 毫升。

老人腹式呼吸训练常用以下四种方法:

1) 暗示呼吸法:老人取坐位或卧位,用一手放在上腹部或胸部,呼气时腹部下陷,该手也随之下沉,并稍加压力以增加腹压,使横膈上抬。吸气时上腹部对抗所有的压力,将腹部徐徐隆起,如此反复就可促进膈肌收缩,增加活动范围。每次历时 3 分钟。

2) 下胸带呼吸法:老人可用宽布带交叉缠于下胸部,呼气时收缩布带以挤压季肋部,吸气时为对抗布带的压力,患者会扩张下胸部和上腹部,同时慢慢放松布带。

3) 前倾体位呼吸法:老人采取轻度向前屈体的站立位,此时可减轻腹肌的张力,常较直立位时更有利于上腹的鼓隆和下沉,对横膈活动也有利。

4) 臀部高位呼吸法:有横膈粘连的老人,做前三种练习有时较难增加横膈活动范围,可采取臀部高位呼吸法,即呼气时抬高臀部,利用内脏的重量来推动横膈向上。也可将床脚抬高一尺,在脐部放一重物(厚的书、水袋、沙袋等),老人再进行腹式呼吸,重物可从 250 克逐渐增至 2250 克,每次 20~30 分钟。

老人在进行腹式呼吸时,还要注意放松全身肌肉,呼气时要使腹部下陷,吸气时要鼓腹,吸气要比呼气稍延长,并避免用力深吸气。每次吸气后不要立即呼气,要稍停片刻。腹式呼吸的频率要慢,腹式呼吸还要和日常生活相联系,即先在安静时练习腹式呼吸,以后在日常生活中练习。当养成腹式呼吸的习惯后,气急症状常可较快消除,即使有时出现气急症状也可很快缓解。

另外,患"老慢支"老人由于支气管壁受到慢性炎症的侵袭腐蚀,常过早塌陷闭塞。如果老人能经常进行呼气训练,如吹笛子样呼气训练、吹蜡烛训练、吹瓶训练，就可有效防止支气管的过早闭塞。

（2）排痰训练：老年慢性支气管炎的病人由于慢性感染，支气管内分泌物特别多，也就是痰多，容易引起呼吸道的堵塞。为了减轻呼吸道内阻塞，就必须进行排痰训练，若老人进行深长的腹式呼吸就可以使黏附于支气管壁上的分泌物脱落，从而容易咳出，有助于气道的通畅，效果很好；或者呼气时用手指轻轻叩击胸背部，可使痰液容易咳出；压迫上腹部，特别是咳嗽时用力压迫，也有利咳痰。

另外，老人也可以先做 4~5 次深呼吸，然后上身稍向前弯，张口伸舌进行咳嗽，咳嗽至少两次，第一次咳嗽时松动黏液，第二次咳嗽是痰液向上呼吸道运行，咳出痰液，痰吐出后可放松体力，稍事休息片刻，再进行深呼吸练习，练后再咳嗽，尽量排出痰液。

"老慢支"患者合并有支气管扩张或者分泌物较多不易咳出者，就需要应用支气管引流法来进行排痰训练，常可使排痰量增加 1 倍以上。老人采用头低位包括侧卧、仰卧及俯卧位，对支气管进行引流，借助重力的影响，可帮助支气管内分泌物的排出。引流时间每次 5~10 分钟，早晨及临睡前各做 1 次或每天 2~4 次，分泌物极多时，可每 2 小时做一次，但饭后一小时内不宜进行。引流时不需脱衣，以免受凉；若在引流的同时，在胸部加以叩拍配合腹式呼吸，常可使引流效果更为满意。

家属也可以用叩击和震动法帮助患者排痰。叩击是用手掌拍击患者胸背部，叩击时手掌呈杯形、手背隆起中空，叩击者应将肩、肘、腕放松，在手掌与老人胸部之间扣住空气，每次叩击有一个空洞响声，且患者不会感痛；如手掌直接叩击皮肤，则可引起皮肤发红,并有疼痛,也说明没有扣住足够的空气。叩击要有节奏地、轻轻地依次拍击老人的胸部与背部,根据老人的耐受程度,可叩击3~5分钟,叩击可自上而下、或自下而上,目的是使黏液在气管中松动。

震动是用双手放在患者胸部,嘱患者深吸气,然后再慢慢呼气,呼气时利用肩及手臂一紧一松的快速震动患者,这对协助虚弱的老人排痰特别适合,也可在叩击法后再使用震动法。

(3) 增强体力的锻炼:患"老慢支"老人增强体力锻炼,主要有呼吸体操和医疗行走两种。

1) 呼吸体操:对年老体弱的"老慢支"患者,可做下列只有三节的呼吸操。

第一节　压腹呼吸

老人直立、挺胸,两手叉腰,尽量吸气,然后呼气,呼气时两手慢慢自腰部移向上腹,并加压、收胸。

第二节　按腹呼吸

老人直立、挺胸,吸气时两手自下向上做扩胸运动,呼气时两手捧腹、收胸。

第三节　蹲站呼吸

老人站立,吸气时按腹呼吸,呼气时两手放膝上,缓缓屈膝下蹲。

2) 康复医疗行走:康复医疗行走锻炼的主要功能是提高老人的吸氧能力。

方法是先慢步行走,其速度以不引起气短、气急等症状为宜。在坚持1~2周后,可改为走跑交替(或慢走和快走交替),例如慢跑30秒钟、走30秒钟,以后逐步增加慢跑时间,缩短行走时间,如慢跑40秒钟、行走20秒钟,再慢跑50秒钟、行走10秒钟……至全部慢跑。每次慢跑(或快走)时间从 5 分钟开始,逐步增加至每次至少 20~30 分钟。每次慢跑后以仅出现轻度气短为度。每次增量后要适应 1~2 周后才考虑再增量。坚持一年之后,老人的症状普遍有所改善,可使心率降低,吸氧能力提高8%~15%。

另有一种吸氧步行训练法,即老人在空气新鲜的环境中吸气步行 100 步后,练习不吸气走 3~5 步,然后逐步增加距离,如吸气步行 100 步,不吸气走 8~10 步。

加强呼吸练习最重要的要强调两点:一是呼气时总要将嘴唇缩紧成吹哨子状,将气慢慢呼出,这种"缩嘴呼气"法可使呼气时支气管腔保持畅通;二是不要勉强用尽气力来加强呼气。

(4) 患老慢支和肺气肿的老人家庭康复中要注意的问题。

1) 老人要采取综合的康复措施,除了上面提到的各项方法外,还要根据需要由医师嘱咐使用扩张支气管药物,使呼吸比较通畅,促进排痰;肺部如有感染要及早应用抗生素控制,要经常注意预防感冒。

2) 在耐力运动和呼吸训练中,老人要切实注意量力而为,不要从事强度太大、节律太快的运动,也不要过分用力加强呼气,以免发生因气短、呼吸困难而引起心情恐慌、紧张,反过来又加重了呼吸困难。

3) 注意心理康复,在了解本病防治和家庭康复的基本知识后,老人要增强信心,克服不必要的恐惧心理,如怕活动、怕发生呼吸困难、怕病情发展等焦虑抑郁心态。

4) 家属要理解老人的心情,了解老人的健康和功能状况,对各种康复活动要积极支持和配合,耐心帮助,多鼓励、多安慰,以增强老人信心。

六、帕金森病的家庭康复

帕金森病旧称"震颤麻痹",是发生于中老年时期的中枢神经系统变性的疾病,以震颤、肌强直、姿势平衡障碍、运动减少和智力减退为其特征,因而对老年人的生活自理能力有严重影响。此病病程进展缓慢,逐渐加重,目前尚无较理想的治疗方法。为了尽可能保持老年患者日常活动功能,除了长期用药物治疗外,还要注意家庭康复锻炼,目的是预防病变的继发性损害,在一定程度上可推迟病情发展。

1. 关节活动功能康复锻炼

进行关节功能锻炼,可使老人四肢及躯干各关节尽可能保持正常活动范围,老人自己可对着镜子或在家属帮助下矫治病态的姿势。在疾病早期就鼓励老人多做主动运动,如前臂的屈伸运动可使肘关节活动;下蹲运动(膝和髋部的屈伸运动)有助于矫正膝及髋的弯曲状态;挺胸展臂动作有助于保持躯干的正确姿势。当然,应根据每位患病老人的不同情况,适当安排活动内容。

下面介绍一套适合患帕金森病老人练习的关节活动康复医疗体操:

(1) 坐位体操

1) 腹式深呼吸:两手置腹部,慢慢深吸气(鼻吸),可自觉手下腹壁隆起;然后慢慢深呼气(口呼),自觉手下腹壁凹下。

2) 头部旋转运动:头向左侧转,眼望左肩;复原;头向右侧转,眼望右肩;复原。

3) 头部侧屈运动:头向左侧屈;复原;头向右侧屈,复原。

4）耸肩运动：向上耸肩，使两臂接近两耳，在此姿势下从1数到5，然后放松（本节动作，老人如完成有困难，可左右肩分开做）。

5）扩胸运动：两臂屈肘在身旁，扩胸，两肘向后；复原。

6）转体运动：两手置肩，两臂在身旁，向左转体，眼望左方；复原；向右转体，眼望右方；复原。

7）展臂运动：两臂前平举→两臂左右分开或侧平举→两臂收拢回到前平举→两臂放下，回到开始姿势。

8）腕部绕环运动：左手扶住右前臂，右腕关节做绕环运动；右手扶住左前臂，左腕关节做绕环运动。

（2）卧位体操（在仰卧位进行）

1）深呼吸运动：方法与坐位体操1）相同。

2）上肢运动：两臂伸直，在腕部相互交叉（两手轻握拳），左手放右腿上，右手放左腿上（以上为准备姿势）。两臂上举成"V"字形，同时两手手指张开；复原。

3）足踝绕环运动：左腿屈膝屈髋提起，在此姿势下，左踝关节做绕环运动（顺时针绕环和逆时针绕环各1~2次），左腿放下；右腿屈膝屈髋提起，右踝关节绕环，方法同上。

4）直腿举起运动：右腿上举（膝保持伸直）；放下。左腿上举（膝保持伸直），放下（如完成有困难，可有家人在旁扶助）。

（3）立位体操

1）足尖踮立练习：扶椅柄或台边站立，提起足跟，用足尖踮立；放下足跟、足板平放地上。

2）体侧屈运动：两臂伸直垂下放身旁，上体向左侧屈；复原；上体向右侧屈；复原。

3）弓箭步练习：扶椅柄或徒手站立。左弓箭步（左腿在前，膝微屈或弓步，右腿在后，膝伸直）；右弓箭步（右腿在前，膝微屈或弓步,左腿在后,膝伸直)。

4) 原地踏步:直立位,两手扶椅柄或台边,轮流提起、放下左右腿,即原地踏步。

上述医疗体操的选择,应根据老人的病情、年龄、健康情况而定,一般每天 1~2 节,每节重复 2~4 次,注意做操后不能使老人肌肉疼痛或感到筋疲力尽。

2. 呼吸肌的锻炼

老人可以反复进行深呼吸,以锻炼膈肌、肋间肌等呼吸肌。

3. 步行训练

患帕金森病的老人,行走的特点是动作慢,步行时向前方突进、小碎步,转换步行方向困难,行动中不稳定,两上肢不配合摆动。老人步行训练时要抬头挺胸,两眼前看,足尖尽量提高,跨步要慢,步距不必过大,转方向时要慢慢分几步转。

步行练习一般宜在无障碍物的平地上慢速步行,开始时,每次 5~10 分钟,以后逐渐增至每次 20 分钟(视体力和步行能力而定)。速度方面,也可练习变速步行,即交替用慢速和比较快的速度进行练习。

4. 起床和坐下、起立训练

要重视患帕金森病老人的各种姿势训练,老人在家属帮助下,要反复矫正躯干直立和屈曲姿势,要反复训练四肢活动的良好姿势,尤其是与生活密切相关的起床和起立的训练。

进行起床训练时,老人先将身体转向床边一侧,垂下两脚,以臂支撑住床,使上身撑起并转向床沿,然后再以另一臂的肘部支撑起至正位。也要注意坐下、起立训练,坐下时,先将小腿贴住椅边,然后弯腰,将两手支撑于椅上慢慢坐下,坐下后再将臀部向椅内移动;起立时先将两手支撑在椅子上,将臀部移向椅边,在两手支撑下起立。以上训练,老人如感困难,家属可予扶持。

5. 手部精细动作训练

加强手部精细动作的训练,如锻炼日常生活中的动作,切菜、扣纽扣、写字、握拳和伸指等。

6. 面部动作训练

要注意面部动作的训练,老人可以做面部各种动作,如吹气、哈气、鼓腮、努嘴、抬额、张嘴、皱眉、伸舌、挤眼等。

7. 语言训练

进行语言训练,如让老人对镜子大声反复发"喔—"、"衣—"音,并用舌尖反复舔唇以训练舌唇动作;也可以在深吸气后大声数数目,如 1、2、3……9、10 等,反复训练后速度加快,一口气能数的数字也要增加。

8. 患帕金森病老人家庭康复训练中要注意的问题

(1)步行和姿势:步行时有意识地尽量跨大步,足趾向上,足跟先着地,两腿分开相当宽度以维持步态平衡。步行时两臂配合自然摆动,右腿向前迈时,左臂向前摆;左腿向前迈时,右臂向前摆。步行时尽可能挺胸抬头,使身体保持最高高度。

(2)步行拐弯:不要像平常人那样以交叉脚步拐弯,以免不能维持身体平衡,应该以步行的样式,逐渐地绕半圆而拐弯(两脚保持分开足够宽度)。

(3)坐下和起立:要坐有扶手的椅子,从立位坐下时,先走近椅子,然后慢慢转身背靠椅子,上身前倾,两手握紧椅子扶手坐下。起立时,如感觉难以站起,可以先做准备姿势,两足跟着地,两腿分开,数 1、2、3 然后以手支撑扶手站起,或身体相向前后摆动几次后再站起。

(4)说话:为了发音清楚,开始说话前和在两个句子之间,先做一次吞咽动作,说话时要一个字一个字吐音,有需要时可随时做一次呼吸或暂停一下,慢慢地、有耐心地说下去,直至说完你要讲的话。

(5)写字:为了避免在写字时,字写得越来越小和笔迹难辨,可以用毛笔写;写完一个字后把笔提起,然后重新开始写另一个字。

(6)文娱活动:老人患了帕金森病不等于要整天困在屋子里,不能外出参加文娱活动,轻症的老人仍然可以在家人或朋友陪同下,参加自己感兴趣的文娱活动,如看电影、参观展览、听音乐、同朋友外出吃饭等。

(7)生活方式和精神卫生:老人根据自己的体力、健康和智能情况,多参加社交活动和日常生活自理。家属也应该多鼓励老人,给予各方面耐心支持。

老人患此病多有情绪忧郁、不愿多活动的情况。患病日久,很多事均由家人代做,所以主动性越来越差。很多活动如穿脱衣服、拿东西、自己照顾自己如厕、入浴等必须坚持训练,要使患者认识日常生活活动的重要性。应加强心理方面训练,多参加活动对此病即是"治疗",以提高患者意志力,且努力多动手。

患本病的老年人,同时要注意脑动脉硬化、脑供血不足的治疗也很重要。饮食要以高蛋白、低脂肪为宜;多吃些新鲜蔬菜、水果,避免一切刺激性食物和烟酒刺激。平日要适当参加体育锻炼,保持愉快的情绪。病后要精神乐观,早期多做自主运动,尽可能维持日常生活的活动,后期要积极配合药物治疗。对晚期卧床老人,家属应加强护理,保持居室清洁,注意个人卫生,帮助勤翻身,改善关节活动,妥善照料其日常生活。

七、老年性关节炎的家庭康复

老年性关节炎又称"肥大性关节炎",是由于关节软骨损坏、边缘有新生骨形成,其实这是衰老的一种表现。老年性关节炎多发生在指间关节、膝关节、髋关节、脊柱关节等,表现为疼痛、关节活动障碍、关节承受力下降,往往有很多关节活动功能的障碍,影响老人日常生活活动。为此老人宜尽早康复治疗,治疗越早,预防残疾和畸形的效果也越好。

老年性关节炎老人的康复医疗应以康复运动锻炼为主,能改善关节活动功能,或者发展协同关节的代偿功能。锻炼方式有医疗体操、太极拳等,其中以医疗体操效果最好,因为它以全身和局部活动相结合的主动运动为主,能发挥脊柱功能和髋、膝、肩关节的代偿功能,并能有效地增强肌力。

1. 康复医疗体操

康复医疗体操可以促进全身好多关节的血液循环,使关节保持一定的活动范围,同时使关节面受力面积增大,而单位面积内受力相对减少。康复锻炼时,关节活动还能起到泵的作用,以促进关节内滑液对关节软骨的营养供应,减缓软骨退行性改变,从而减轻病变关节的功能障碍。老年性关节炎老人的康复医疗体操最好在热疗后进行,病人可根据自己病变发生部位,选择其中部分动作。

（1）转颈:两脚分立如肩宽,微屈膝,身体保持正常,自然呼吸,然后注意力集中于颈部运动。颈先向左旋转,转到最大限度,然后抬头到最大限度;接着再做右侧。动作要慢,幅度要达到最大限度,要全神贯注地尽量发展每次动作的幅度。各个方向各做

20~50次。

（2）攥拳：站位如前，两手握拳，拳心向上，屈肘于体侧。先左臂用拳向前方尽力打出，收回，然后拳变掌，各手指尽力伸直并分开，掌心转成向下，肩、肘向体侧伸出，收回；再如前作右臂的动作。要求拳向前打出时，用力握紧，向侧方伸开时各手指尽力伸直并分开。两侧各交替做20~50次。

（3）挺胸：站位如前，头正胸挺，同时两上臂稍外展并尽力后伸，背部肌肉用力夹紧，使胸部更好挺起。挺胸时吸气，还原时呼气。动作要缓慢，呼吸要深长，做胸式呼吸。挺胸要达最大可能，重复20~50次。

（4）伸腰：站位如前，两掌托腰部，身体做后伸动作，可以包括髋关节的后伸动作。动作要慢，后伸的幅度要尽可能逐渐增大。做胸式呼吸，后伸时吸气，还原时呼气。重复10~20次。

（5）旋腰：站位如前，两手叉腰，腰不移动，只把身体先向左侧旋转，一转一回做3次，旋转幅度要一次比一次大，然后再右侧。重复10~20次。

（6）摆腿：立正站立，左手扶体侧的椅背。先摆左腿，髋关节尽量后伸，膝伸直，踝跖屈，以后髋关节再向前屈摆起，此时膝伸直，踝背屈，向前摆动到最大幅度；再做髋关节内收、外展摆动数下后，还原成为正位；再右手扶椅背，如上摆右腿。两腿交替20~50次。

（7）滚珠：老人可用手指盘旋核桃或滚珠，滚健身球等。每次左右手各进行5分钟。

做医疗体操必须坚持，运动量可逐渐增大，除增加动作的重复次数外，还可根据病变部位和治疗需要仿照以上动作，老人自己设计其他动作，例如捏皮球、挑拨皮筋、拇指关节按压等。

2. 家庭康复作业疗法

老人尚无明显关节活动功能障碍时,应做活动幅度较大的各种生活上的自我服务动作,如穿衣裤、铺床、洗自己衣服、走路等。若老人已有明显的关节活动功能障碍时,应使上肢尽量能够保持洗脸、刷牙、吃饭等活动,下肢要保持行走功能;老年妇女还可做编结、编织等练习。如老人已有支撑和行走困难,应当使病人学会使用拐杖和学会使用轮椅。

3. 水疗和热疗

老年性关节炎的病人在沐浴时,宜进行食盐水浴,浴水含盐量为 1%~1.5%,水温 38~42℃。对提高身体抵抗力,增加关节功能,防止关节强直有一定作用。有条件的最好能每日一次。

热疗有利于缓解老年关节炎肌痉挛和疼痛,并有利于老人进行康复体操锻炼。老人一般喜欢湿热敷和浅表热疗,如喜欢热水毛巾外敷,胜于用透热法。总之,老人家庭康复的热疗方法,选择时应遵循简单、易行、经济的原则。

4. 关节保护

通过指导正确的姿势和方式,使老人安全、有效地完成日常生活活动,而不至于加重关节负担和劳损,亦能避免畸形发生。主要保护措施如下:

(1) 无痛原则:所有活动不应引起关节明显疼痛。活动后关节有不适感,这是正常现象,但疼痛不应超过 1 小时,否则应改变活动方式和强度,如活动时发生关节疼痛即刻停止。

(2) 劳逸结合:必要的休息有助提高耐力,老人活动中要及时小歇片刻,不要一口气做到底。

(3) 保养关节:如有肌肉萎缩、关节运动受限,应进行增强肌力和增大关节活动范围的练习,保养好关节。

（4）节省力量：改变姿势和改变方式常可节省力量，减少关节所受应力。如手指关节有病变时，托拿东西承力部分，应尽量避免用手指，而用手掌；又如脊柱关节有病变时，尽量不做弯腰动作，还可改制工具，例如用加长柄的扫帚、穿鞋用穿鞋器、穿袜用穿袜器等。

（5）避免畸形：休息、活动时，都要注意保持正确的姿势。

（6）借助代劳：当一些出现病变的小关节不能负重时，可由邻近大关节或较强有力的关节代劳。

（7）常换身体姿势：进行较持久性的活动时，如读书、看电视，不宜长时间固定一个姿势和活动方式，应不时转换姿势或操作方式，使其他关节也参与活动。

（8）以物代劳：利用各种辅助工具协助完成日常生活活动，以弥补关节功能缺陷、减轻关节的负担，如粗柄铅笔、长柄梳子、穿袜器等。

（9）肥胖老人要减轻体重，可减少关节压力。

八、老年性骨质疏松症的家庭康复

骨质疏松症是一种以骨量减少为特点的骨组织结构改变的老年病。老年性骨质疏松症不一定有症状，但到了一定程度后，可表现为极易引起骨折，大多数患者有腰背痛，且发现身长逐渐变矮，驼背、胸廓畸形，易发生胸腰椎、桡骨、股骨等骨折。骨质疏松症发病率与骨折的发病率成正比。老人患骨质疏松症家庭康复要点是延缓病症的发展、疼痛的处理和预防骨折发生。

1. 延缓病变发展的运动疗法

适当的运动有助于延缓骨质疏松症的发展。步行、太极拳、跳舞、保健操都可以练习,但考虑到有的老人体质较差、容易疲劳、骨质脆弱容易骨折,又往往合并有关节炎,所以运动疗法要循序渐进,从很简单、轻量的运动做起,避免复杂、剧烈的运动,以防引起老人骨折。

运动可通过肌肉收缩对骨产生应力刺激,从而刺激骨质形成;运动还可通过神经内分泌的调节机制,对骨质形成提供充分的矿物质营养素,使骨骼矿物质含量增加;运动有利于使绝经后女性的雌激素含量增加,使骨组织对甲状旁腺激素的感受性降低,减弱破骨细胞的活动。患骨质疏松症者大多是老年人或长期卧床者,进行运动时,要注意到运动量的大小;运动的强度也应是患者能够耐受,不出现疲劳为宜;另外,需根据患者日常生活习惯和运动喜好,选择合适的运动方式。

2. 运动疗法加补钙

近几年来,有人对 120 名被认为有骨质疏松症危险的老年妇女进行为期两年的追踪调查,发现运动疗法加补钙效果比单用运动疗法好。因此建议骨质丧失属中等程度的病人,采取运动疗法加补钙,即每天补充钙 1000~1200 毫克,同时补充维生素 D,增加钙的吸收,可服食鱼肝油或维生素 D 胶丸,配合增加钙质摄入,更有利于延缓骨质疏松的进展。

3. 疼痛的妥善处理

疼痛是困扰老年性骨质疏松症患者的一个主要症状,疼痛又分两种:

(1)急性疼痛,多为腰背痛。往往有腰椎压缩性骨折引起,可持续 2~8 周,然后逐渐消退,但有时也可演变为慢性疼痛和腰骶部不适。对急性疼痛的处理是适当卧床休息、服止痛剂、局部热敷,必要时穿着软式胸腰束带,或胸腰骶束带以固定腰背部,减轻疼痛。

（2）慢性疼痛,亦多在腰背部发生。

可用于家庭康复的治疗疼痛的手段有：

1）理疗：热敷能减轻椎旁肌肉痉挛。

2）按摩：能缓解脊椎旁肌肉痉挛而减痛。

3）运动疗法：做腰背部伸展性练习,如挺胸、挺腰(但要注意骨折急性期不能做这些练习),步行也有帮助。

4. 预防骨折

（1）注意环境的安全防护,避免跌倒。家中地面不要乱放杂物,免致老人绊倒；走廊或楼梯过道要有良好照明,放置日常用物的橱柜或电灯开关,不要装置得太高,以免增加取物和使用上的困难,造成老人身体不平衡、站立不稳而跌倒；老人不宜肩抬或手提重物,不宜做过多弯腰动作等。

（2）要补充钙剂及维生素 D,能预防骨折。据报道,近 18 个月观察,发现补充钙剂和维生素 D 的高龄妇女与普通的同龄妇女(不补充钙剂及维生素 D)相比,髋关节骨折率减少 43%。

九、老人骨折的家庭康复

老年人活动虽少,但多数人因患有骨质疏松症、关节病、肌肉无力、反应迟钝,在日常生活活动中轻微的外力作用即可引起骨折。尤其是老年人跌倒,有 5% 会出现骨折,老人最易发生骨折的部位是上肢的桡骨下端和下肢的股骨颈处。

老人骨折后由于限制了活动而使卧床时间增加,长期卧床又可引起各种后遗症、并发症,因此骨折老人易较快产生肌肉和骨萎缩、关节挛缩或强直、褥疮等,如原有心、肺等脏器疾病,此时更易恶化或发生新的疾病,所以骨折对老人健康威胁很大。

1. 老人骨折的康复原则

老人骨折后,老人及家属应注意把握如下康复原则:

(1) 老年人骨折愈合较慢,治疗期不可因此而长期卧床不起,要尽早离床活动。

(2) 有的老人本来就缺乏活动的积极性,现加以对骨折的担心、疼痛的恐惧,往往不愿或不敢离床活动。所以家属要耐心解释,积极鼓励老人接受康复训练。

(3) 为了预防肌肉关节挛缩,早期不能限制正常关节的做主动运动,以预防挛缩发生、肌力下降。

(4) 预防失用性肌萎缩。老人骨折肢体若限制活动会很快发生失用性肌萎缩,应尽早开始患肢的主动运动。

2. 老人骨折后早期的康复护理

一般老人骨折愈合较慢,骨痂形成也较少。大部分骨折的老人在医院处理后回家康复,故家庭康复护理是十分重要的。

上肢骨折的老人经复位固定后,一般不影响正常生活活动,仅仅骨折上肢的操作活动受一定限制,家属只需对老人生活略加照顾即可;下肢骨折时,老人需要卧床,家属除生活上照顾外,还要注意长期卧床引起的各种并发症,应该每日定时协助患者在床上坐起或取半坐位。对原患有慢性病的老人,还需要加强对慢性病的治疗和护理。

老人骨折复位初期,需要抬高伤肢,以减轻水肿和疼痛。正确地抬高方法应是,伤肢需抬高到心脏水平以上,伤肢远端应高于断肢处或至少与断肢在同一水平,伤肢的近端不能高于断处。特别要避免不正确抬高伤肢,例如没有把伤肢全部垫高,或者使用了木棉枕、海绵枕等松软的垫子,导致伤肢的重量将垫枕压扁以致不能达到原定的高度。

股骨颈骨折老人在骨折未愈合前，为促进早日愈合及防止髋内收畸形，卧床时不要侧卧在健侧，可在平卧时两大腿内侧夹一个枕头。老人不能下地，也不可盘腿，但可取半卧位。

有的骨折老人需要在医护人员帮助下，在家进行牵引，目的在于固定肢体、矫正畸形、解除肌肉痉挛、止痛、改善静脉回流、减轻局部刺激、促进愈合等。家属必须了解牵引的康复护理要领。若是使用胶布牵引，即皮肤牵引，家属每日都应检查患处及牵引位置是否正确、绷带是否松散及胶布是否脱开、胶布牵引两侧力量是否均匀、胶布粘连处皮肤是否有反应等，非经巡诊医生许可，家属不要随意变换牵引方向、体位及牵引重量。

3. 老人骨折后的家庭康复锻炼

（1）骨折后及时开始做等长性收缩运动：老人在骨折后一周，局部疼痛稍缓解，虽仍需限制活动，但已可开始做肌肉等长性收缩运动，也就是上肢肌肉绷紧，肢体不动，用劲后使上肢的肌肉因收缩而隆起，并维持数秒钟，然后再放松，使肌肉舒张，每次做 20~40 次，每日做 3~4 次，有消肿、活血、加速骨折愈合的作用。

（2）若上肢桡骨下段骨折，2 周仅做指间关节及掌指关节的屈曲和伸长活动，不做握拳及拇指伸直与外展活动。禁止做腕背伸、桡偏及握拳活动。一般 3 周后伤肢肿痛已消退，软组织损伤已恢复，新骨开始生长，但尚未愈合，夹板及石膏还未拆去，这时家属可帮助老人做伤肢骨折上下关节的屈伸活动，动作宜慢、由少增多，活动范围由小到大、不能做关节旋转运动。4~6 周临床愈合拆除固定后，做腕背伸掌屈及前臂旋前、旋后及握拳锻炼，以后逐步进行负重锻炼（手中提重物），以改善因伤肢活动减少造成的肌肉萎缩。

（3）股骨颈骨折的老人可在家属帮助下进行锻炼。开始时，足部需扎上一形板，以防患肢外旋，而影响骨折的稳定性。2 周后可做踝关节背伸、跖屈运动；4~6 周后扶双拐下床行走，患肢部分负重，并做坐位髋、膝伸屈及髋外展活动。但应做到两不，即不负重、不盘腿。做牵引的老人，4~6 周后也可带牵引练习膝关节活动。练习时，老人也要注意健侧和上肢肩关节的功能锻炼，否则会发生萎缩无力；伤情较重或年迈体弱的老人不能活动时，家属可帮助做肌肉按摩。老人一定要待 X 线复查显示骨折基本愈合、股骨头无缺血坏死现象时，才可逐渐离拐行走。此时，老人也可在家人扶持下练习下蹲运动，并每日在床上做屈膝举腿运动，即先将伤肢屈膝，再将小腿抬起，再尽量屈髋将腿抬高，如老人不易屈髋将腿抬高，可在家属帮助下进行；然后放下伤肢作内收及外展动作。

（4）上石膏固定的老人，很关心自己上石膏的时间需要多长，一般来说，上肢骨折需要石膏固定 4~6 周，下肢骨折需固定 6~8 周。老年人由于年老体弱、肌肉萎缩、骨骼本身又有骨质疏松等情况，因此愈合速度一般要比青壮年人缓慢，骨折后石膏固定时间应适当比上述标准延长 1~2 周为好。

4. 骨折老人的康复饮食

骨折后，不少老人及家属以为吃肉骨头汤、服钙片等可促进骨折愈合，其实并非如此。骨折后骨折断端可释放大量钙，由于长期卧床还会引起失用性骨骼脱钙，所以血钙可增高，大量补钙只会增加肾脏负担。患者长期卧床，肾脏排尿不畅，过多钙盐沉积容易产生尿路结石。骨的组成必须使骨胶原、钙、磷有一定比例，盲目补钙可使比例失调，反而影响骨折愈合。所以骨折后不必多吃肉骨头汤与钙片,而应适当多吃些富含胶原蛋白的猪蹄、猪皮、鱼胶以及含钙磷较多的蛋、鱼虾、牛奶、豆制品等食品;维生素 C 也有助于骨胶原生成,所以还应适当多吃些水果、蔬菜。在骨折瘀肿消除,疼痛消失后,此时适当吃肉骨头汤补充钙磷还是恰当的,但也不必偏食,应注意全面营养。

十、痴呆老人的家庭康复问题

痴呆表现为智力衰退和行为及人格的改变,是由于躯体或脑部病变、中毒和情绪障碍引起的脑功能失调的一种表现。痴呆的典型症状是记忆力、抽象思维、定向力障碍,同时伴有社会功能的减退。

随着人口老龄化问题的日益突出,痴呆已成为 21 世纪威胁人类最严重的疾病之一。国外资料,老年期中、重度痴呆的患病率,在 65 岁以上人群中为 4%~6%,到 80 岁可达到 20%,其中半数为阿尔茨海默病(老年痴呆)。上海的调查表明,65 岁以上老年性痴呆患病率为 4.61%;70 岁以上为 12.32%,85 岁以上为 24.29%。引起痴呆的病因非常多,老年人的痴呆大多为阿尔茨海默病、血管性痴呆,或混合性痴呆。

1. 良性遗忘、阿尔茨海默病和血管性痴呆

正常的衰老可以出现轻度的神经功能改变,包括记忆力和其他认知功能方面的变化,在正常老龄化范围内记忆力减退称为"良性遗忘"。痴呆则超出了正常的衰老过程,是指在智能已获得相当发展之后,由于各种原因引起的继发性智能减退。痴呆以获得性的、广泛的、通常是进行性的认知功能缺损为主要特征,包括定向、记忆、语言、运用、注意、视知觉和解决问题能力等的减退和不同程

度的人格改变,没有意识障碍。

阿尔茨海默病是大脑皮质受累,退行性变或萎缩的结果。早期表现为记忆力和定向障碍,但生活尚能自理;中期则显现进行性痴呆,并有失认、失用、计算力丧失等,如有的患者外出经常迷路,生活需人照顾;晚期重度患者呈极度痴呆,记忆几乎丧失殆尽,不能判别最简单的吃、穿日常活动,无自主能力,大小便失禁,生活完全不能自理。

血管性痴呆即多发性梗死性痴呆,是脑血管病导致脑循环障碍、全脑缺血所致的脑功能降低,多发性的小梗死灶对痴呆起重要作用。多发性腔隙性脑梗死病灶虽小,神经症状轻微,且往往要经脑扫描 CT 才能找出病灶,但可能导致明显的痴呆。患者常有长期高血压史、多次脑卒中史、一过性脑缺血发作史。一般多突然发病,呈分段式渐进性智能衰退。

混合性痴呆指同时存在脑萎缩和脑血管病变。我国以阿尔茨海默病和血管性痴呆为最常见,两者的混合型亦不少见。在欧美国家以阿尔茨海默病占大多数约 60%,而血管性痴呆约20%~30%。

2. 痴呆老人家属的注意事项

必须强调,帮助痴呆老人料理个人生活,并不是什么都一手包办代替,也不是看着患者自己去做就不管了,其目的是为了保障痴呆老人生活上的需求,训练其生活自理能力,延缓智能衰退。家属应多与老人交流,鼓励老人多交朋友和参加社会活动,通过交流,使其言语、思维等能力得到训练。对瘫痪的老年性痴呆患者要加强肢体功能的康复训练,防止关节挛缩、肌肉强直。

可根据老人平时爱好,鼓励其多活动,但活动量不宜过大,外出活动时要有人伴随,以防撞车、撞人、跌倒或与人争执。每天应保证有 6~8 小时的睡眠,夏天尽量午睡,一日三餐应定量、定时,尽量保持患者平时的饮食习惯。老年性痴呆患者多数因缺乏食欲而少食甚至拒食,直接影响到营养的摄入,对这些患者,要选择营养丰富、清淡可口的食品,荤素搭配,食物温度适中、无刺、无骨。

老人的家属必须了解有关痴呆的医学知识,尤其要注意以下事项:

(1) 正确诊治是基础:由于引起痴呆的原因较多,且不同原因引起的痴呆,治疗的药物也不全相同,所以正确的诊断是保证痴呆老人最佳治疗效果的前提。

随着年龄的增长,正常老年人也会出现一些脑功能退化的表现,如记忆力减退等,故不可以将这部分老人自己随便认为是"老年痴呆"。同时,作为老年性痴呆患者的家属不能错误地认为"老年性痴呆是没办法治疗的"而放弃治疗,甚至对老人不管不问。这样不仅会耽误早期最宝贵的治疗时机,而且会加速老人病情的进展。

针对血管性痴呆,目前主要是预防和控制可能加速疾病进展的各种危险因素,如控制和调节血糖、血脂、血压到理想水平。

老人的服药,家属必须亲自喂药,并看到他吞咽下去。

(2) 加强护理是保障:由于老年性痴呆患者早期的临床表现是记忆力减退,随着疾病的进展会逐渐出现逻辑推理、分析能力、社会行为能力的减退等。老年性痴呆患者常因忘记回家的路和不能说出自己的身份住址而走失,所以,对痴呆老人要加强家庭看护,外出时一定要有家属的陪伴。同时,在老人的衣兜内应放置写有老人姓名、所患疾病、家庭住址、联系电话的卡片,以备在万一迷路时可被人发现送回。

由于老年性痴呆患者常同时伴有帕金森病,站立、步行功能也会逐渐变得更加僵硬、不灵活,往往容易跌倒,引起股骨颈骨折和腕部骨折,所以家中的地板、浴池、厕所最好能铺地毯和防滑垫,患者上下楼梯一定要有人扶持和保护,以防跌伤。同时,老年性痴呆患者也常合并抑郁或焦虑,觉得自己是家人的负担和累赘,常会作出一些自杀、自伤的极端行为,所以家属应每天安排一定的时间与老人进行交谈,了解老人内心的思想活动,共同参加一些老人感兴趣的娱乐活动,让痴呆老人感受到更多亲情的温暖;对有自杀、自伤倾向的老人应严密观察和看护,及时排除患者可能自伤、自杀的危险因素,比如保管好利器、剧毒药物及隐藏电源开关等。

有些痴呆老人合并糖尿病,有多吃多喝症状,常常趁家人不在,自己烧煮食物,这样容易造成烧伤和切割伤,严重的还可引起煤气中毒或火灾。对于这样一类患者,应看护得紧些,不能让其有过多单独行动的机会,一些危险的器具要锁入专门的房间内,不让其单独接触。

(3) 帮助老人建立良好生活习惯是目的:老人患上痴呆后,常会出现社会行为能力的退化,在个人卫生、饮食、大小便、起居等的日常生活方面自理能力差,会变得邋遢、不讲卫生;有的会嗜烟、酗酒、暴饮暴食;有的日夜颠倒、多睡嗜睡。这些均会影响老人的生活质量,甚至直接引发感染或其他疾病。对痴呆老人的不良生活行为,家属不能一味迁就,应督促或协助老人建立合理而有规律的生活习惯,使之生活更加规律、健康。

维持良好的个人卫生习惯,可减少感染的机会。要求老人早晚刷牙、洗脸、勤剪指甲,定期洗头、洗澡、洗脚、刮须,勤换内衣、被褥;给予卫生指导,制止老人的不卫生行为,如随地大小便、捡地上的东西吃等。家属要根据天气变化及时为老人添减衣被,居室常开窗换气,被褥常晒太阳。对长期卧床老人要定期帮助其翻身、拍背,预防褥疮;对病情较重的老人,要协助料理生活,照顾其饮食起居、衣着冷暖和个人卫生,还要防止足以引起老人情绪波动的精神刺激。

鼓励老人白天尽量进行一些有益于身心健康的活动,如养花、养鱼、画画、散步、打太极拳、编织等;另外,也可读报、听广播、选择性地看一些文娱性电视节目(忌看恐怖、惊险及伤感的节目),使老人充分感受生活的乐趣,保持轻松、愉快的心情。

痴呆老人往往有睡眠障碍,要为老人尽量创造好的入睡条件,周围环境安静,入睡前用温水洗脚,睡前不要进行刺激性谈话或观看刺激性电视等。不要给老人饮酒、吸烟、喝浓茶、咖啡,以免影响其睡眠质量。对严重失眠老人可给予药物辅助入睡,夜间不要让其单独居住,以免发生意外。

对轻度痴呆的老人,要督促其自己料理生活,如买菜做饭、收拾房间、搞好个人卫生。鼓励老人参加社会活动,安排一定时间看报、看电视,使患者与周围环境有一定接触,以分散病态思维,培养对生活的兴趣,活跃情绪,延缓智能衰退。

对中、重度痴呆老人,家属要花一定时间帮助和训练患者的生活自理能力,如梳洗、进食、叠衣被、如厕,并要求其按时起床。家属或照顾者可陪伴老人外出,教其认路、认家门。带领老人干些简单的家务活,如擦桌子、扫地。晚饭后可让老人看一会儿电视。坚持一段时间后,有些老人生活可以基本自理,家属切不可为图省事而一切包办,那样反而会加速老年性痴呆老人病情的发展。

　　建议家属填写好患者"行为日志"，日志内容包括特殊行为和症状发生时间、持续长短及发生当时的情景，这样有助于照顾人员能掌握情况和及时处理意外，也有助于家属认识到他们自己行为态度影响的重要性。

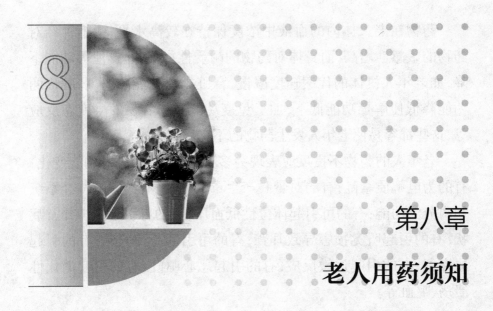

第八章

老人用药须知

　　药物与老年人的生活密切相关，老人年老多病，有的老人身不离药，用药成了日常生活中的一部分。药物在治病的同时，也带来大量问题。

一、老人用药的特殊性

　　由于老年人身体各组织器官的老化，肾脏排泄功能减退，肝脏代谢功能延滞，药物容易在体内产生蓄积作用，药物的有效量和中毒量之间十分接近，容易发生药物的副作用和毒性反应。目前，老年人合理用药已成为一个不可忽视的严重问题，它的特殊性就是老人用药稍有不慎，会危害自身健康、甚至生命。

　　老人常同时患多种疾病，用药种类也相应增多，通常每人用药2~12种。据医学研究调查统计，同时用五种以上药物的老年人发生药物不良反应者可达81%。

药物在老人体内的血液中浓度保持在较高水平,中枢神经对药物的敏感性增高,而身体对药物的耐受性如吸收、排泄等功能下降,如老年人机体的代谢速度减慢、肾脏排泄功能减退、肝脏代谢功能降低使解毒功能低下,加上免疫功能减弱容易发生变态反应等,这些都容易使老年人发生药物的不良反应。

老年人的药物不良反应表现为多方面,有的为肝肾功能变化;有的为电解质紊乱;有的对骨髓产生毒性作用;有的影响神经系统和内分泌功能;有的可引起体位性低血压;有的可引起精神异常症状;有的引起听觉损害导致耳聋;有的可引起心律失常;有的引起尿潴留;有的引起过敏反应;有的引起恶心呕吐;有的引起消化性溃疡、呕血等。

二、老人用药误区多

老年人用药不当,很大一部分原因是老人存在着很多认识上误区:

1. 随着新药新品不断增多,很多老人对药物治疗的依赖性很大,对药物的疗效期望值过高,而对药物本身以及药物相互作用、以及引起的有害作用却认识不足。如药物的副作用、毒性反应、过敏反应、成瘾性、致癌突变等,药物这些危害作用往往会超过对疾病的治疗作用。这种由于药物治疗而造成的疾病,人们称之为"药源性疾病"。目前,药物不良反应造成的疾病死亡率正呈上升趋势。因此,老人和家属要特别重视合理用药、安全用药的问题。

2. 有的老年人自以为"久病成医",用药时自作主张,缺乏科学的用药知识,用药品种过多,用药方式不妥,药物剂量过大。有的老人单凭药物说明书一知半解地用药,或者道听途说"某某吃了某种药特别有效",擅自照样用药,往往发生用药不当或错误,岂不知每个老年人体质及对药物的反应是不同的。

3. 有的老人多处就医,又以为用药也是"多多益善",这样难免用药混乱,以致每日大把大把吃药,从而产生过量用药的不良反应。

4. 有的老人认为价格昂贵的、进口的药就一定是好药,连很轻微的小病也要用多种贵重的药物治疗,小病贵治、大治。须知道并不是所有的病都能用药物解决的,一位医学专家说得好:"世上可以说,没有危险的药物是不存在的"。

三、老人用药的原则

老年人用药的基本原则是"用药少、剂量小、遵医嘱、防反应、适量补"。

1. 用药少

老年人生理功能衰退,抵抗力下降、患病多种,常常要多药并用,容易引起不良反应。因此,主张老年人用药时尽量减少用药种类,一般情况下以不超过 5 种为好。

2. 剂量小

老人脏器功能减退,储备功能降低,药物代谢和排泄能力下降,血液中药物浓度升高。因此用药剂量要适当减少,随年龄增高用量只为 60 岁前的 1/2~2/3。

3. 遵医嘱

按医生处方规定剂量、服用时间、服用方法用药。尤其对一些生活不能自理或记忆理解能力较差老人,家属必须加以监管。

4. 防不良反应

由于老人用药不良反应多,因此要重视预防不良反应,做到早期发现不良反应,并及时就医处理。

5. 适量补

由于老年人生理功能衰退,根据老人具体情况和条件,适当补充一些缺乏的维生素、矿物质和抗氧化、增强免疫力的物质等。

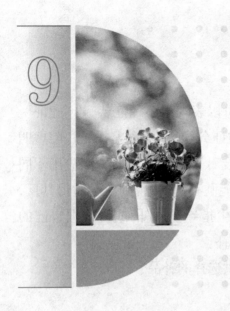

第九章
老人进补须知

　　老年人由于衰老变化，往往正气不足、体质虚弱，常出现精神不振、抵抗力差、容易得病、久病未愈等现象，中医称为体虚。为了改变"虚"的现象，就要用"补"的方法，"补"是针对"虚"而言的。

　　用补法治疗体虚，达到使人体正气充足、祛病强身、抗衰防老与延年益寿的目的，就称为"进补"。补法是中医治病的重要方法之一，进补要根据各人的体质条件，缺什么补什么的原则，运用中药或食物来调理人体气血阴阳及脏腑功能的失调，从而达到有病治病、无病防病强身的作用。

　　进补一般包括药补和食补，有不少食物具有药用作用，如山药、枣、姜、羊肉、蜂蜜、薏苡仁等，称为药食两用的食物，中医有"医食同源"之说，所以并不能把药补与食补截然分开。

一、识别"虚证"

中医认为，人体"虚"的现象可以表现出多种症状，叫"虚证"。根据这些症状的不同特点，又把虚证分为气虚、血虚、阴虚、阳虚四种不同类型。所以在进补时一定要针对各种不同的类型应用不同补药，即"什么虚就补什么"，决不能乱补瞎补，否则就会适得其反，对老人健康不利。因此最好在医生指导下进补，或者根据自己的体质状况选用对症的补药，合理进补。

以下为各种虚证的表现和可供选择的补品：

1. 气虚证

气虚证表现为面色苍白、精神不振、声音低微、容易出汗、头晕心悸、舌苔淡白等。常用的补品有人参、党参、黄芪、白术、茯苓、炙甘草、大枣等。

2. 血虚证

血虚证表现为面色失华、口唇指甲发白、头昏眼花、心悸失眠、精神不振等。常用的补品有熟地、白芍、当归、首乌、阿胶等。

3. 阴虚证

阴虚证表现为头晕耳鸣、口干咽燥、手足心发热、午后潮热、夜间出汗、失眠多梦、腰酸遗精、舌红等。常用的养阴补品有生地、熟地、天冬、麦冬、玉竹、沙参、鳖甲等。

4. 阳虚证

阳虚证表现为怕冷畏寒、四肢不温、精神不振、大便溏薄、腰酸腿软、阳痿早泄、夜尿增多等。常用的补品有肉桂、附子、补骨脂、肉苁蓉、菟丝子、仙茅、仙灵脾、鹿茸等。

上述虚证可单独出现，也可几种相兼出现，如气血两虚、气阴两虚、阴血不足等,甚至阴阳气血俱虚。

二、四季进补

过去,人们通常都在冬令进补,吃一些膏方。但事实上,一年四季都可以对症进补。中医早就有四季进补、四季调摄的经验,如"饮食以时,四季五补"、"智者之养生也,必顺四时而适寒暑"。认为进补、养生要与天时、地利、性别、年龄、体质、症状等密切配合,强调进补与自然界的四季相结合,方可补阴阳气血之不足。

春天适宜"升补",食用扶助阳气的食物以补肝,如春笋、菠菜、芹菜、鸡肉、蛋、奶、鱼、海参等;夏天采用"清补",食用清热解暑的食物以补心,如山药、冬瓜、莲子、百合、桑葚、蜂蜜、鸭、薏苡仁等;秋天酌情"平补",食用养阴润燥降火的食物以补肺,如银耳、红枣、桂圆、莲子、黑芝麻等;冬天抓紧"滋补",食用温补御寒的食物以补肾,如羊肉、牛肉、阿胶、龟板胶、鹿角胶、人参、核桃等。

对没有大病而身体虚弱老人来说,四季进补可以强身防病;而对有慢性病的老人来说,四季进补可以强壮身体,促进康复。值得老人注意的是,"虚则补之",是进补的根本。

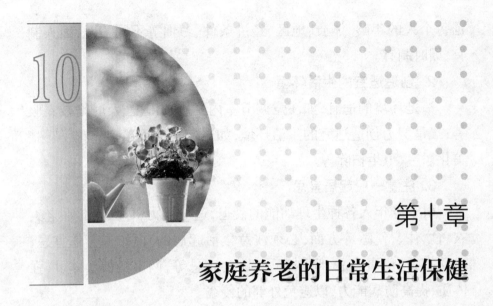

第十章

家庭养老的日常生活保健

　　两千多年前,我国古代的大思想家管仲在《管子·形势篇》中说:"起居时,饮食节,寒暑适,则身利而寿命益。起居不时,饮食不节,则形累而寿命损。"可见,饮食起居等日常生活保健对人体的身体健康和延年益寿是至关重要的,我们的祖先对此早就有深刻的认识。日常生活保健也是家庭养老自我保健的重要内容之一。

一、生活起居的科学安排

　　"饮食有节,起居有常,不妄作劳"是古人的长寿经验。从现代医学观点看来,也是很符合科学道理的。"起居有常"包括以下内容:

1. 制定合理的生活制度

既要顺应四季气候的特点、以及每日早晚变化的规律,又应根据每个人的年龄、体质、地区、经济条件、习惯等不同情况,因人制宜、因时制宜。

2. 创造适宜的生活环境

一是环境的适宜,如注意调节室内温度与湿度、及时增减衣服等;二是努力创造适宜的生活环境,如老年夫妻可以多养花、植树、美化居室、卫生扫除等。

3. 注意一般起居宜忌

由于老年人各种生理功能的衰退,适应能力下降,因此在老人衣、食、住、行、睡等方面,必须注意生活起居的宜忌,如劳作宜忌、活动宜忌、房事宜忌、睡眠宜忌、饮食宜忌等,调摄精神形体、增强体质、提高防病能力,以避免外邪的侵袭。

二、老人居室的要求

老人的居室方向最好朝阳,不仅房间冬暖夏凉,而且阳光对老年人的健康很有益,朝阳方向能保证充足的日照。早晨柔和的阳光,使人心情舒畅、精神振奋、全身放松;阳光的照射,使室内气温上升,尤其在秋冬,暖和的环境能改善人体的心肺功能;阳光还具有消毒作用,中午前后的阳光通过玻璃照射三小时,可使室内细菌减少90%。但应防止阳光直接照射在老人头面部,以免目眩,午睡时用窗帘遮挡阳光,使老人可安静休息。

老年人体温调节功能减退,环境气温过冷与过热,对老年人的健康影响很大。一般夏天气温在26~30℃、冬天在10~18℃,是比较适宜的,这时老人一般都能较好地适应。如果老人起居室的室温过冷或过热,应采取措施,室内气温要保持相对恒定,一天内波动不宜过大;宜在房内放室温计,便于随时观察,若室温过低,关上门窗,加添衣服被褥等。冬天应选择性能高、不污染空气的采暖设备;老年人冬天若经常使用电热毯,会使皮肤干燥、多汗,甚至会引起瘙痒、轻度脱水,因此老年人使用电热毯的时间不宜过久。

夏季室内气温高,打开门窗,使空气流通。如室外温度高,或有雾或雨时,勿开窗户;夏季阳光直射,要挂窗帘,以减少辐射热;老人不要将电风扇对着直接吹,应放远处、开慢挡,吹风的时间也不宜过长。空调的温度不宜太低。

气温突然变化,往往使老人不能适应,特别是冬季的降温骤冷,易使老人在此时发病或病情恶化,故每当气象台预报冷空气将至时,要及时做好有效的保暖措施。晴朗的冬天,早晚与中午的温差较大,这时也应注意,不使老人受凉,特别是卧床的老人。

老人的居室应有较好的通风,但不宜有对流风直吹。新鲜空气可刺激人体皮肤血液循环,促进汗液蒸发与散热,使人感到舒适;通风不良,室内空气污浊时,会使老人头晕、疲倦、食欲减退,并增加呼吸道感染的机会。室内的臭味对人也是一种恶性刺激,通风能减少浑浊的空气。秋冬季可早晨、中午、黄昏通风三次,为避免开窗时风的直吹,可在床前用屏风遮挡或在窗上另做一个小气窗,每次通风十到十五分钟。如在夏季,应当早晚开窗、通风、换气,窗户可以一次多开几扇,时间长些;中午应当关闭门窗,以免室外热空气涌入;在上午八时至九时或者雨后空气新鲜,是开窗换气较为理想的时机。

如果厨房临近居室,厨房又使用煤炉,特别是一个单元式的住房,当门窗关闭时,排气受到妨碍。为减少二氧化物等污染,宜在厨房装置排风扇。

老人居室环境要尽可能保持安静,噪音易引起老人烦躁不安。一般说,噪音越强,越易引起烦躁。噪音与音调也有关,强度与频率结构不断变化,可产生更强烈的不愉快情绪。老年人对噪音适应力非常差,因而有时小的声响也会干扰老人情绪,使老人感到厌倦或不安,如摩擦声、走路声、拖拉物件声等。如果老人对声音敏感,可在居室内放置地毯或穿软底鞋。

三、老人的安全和自我保护

由于老年人的生理功能逐渐降低、全身肌力减弱、关节活动欠灵活、动作缓慢、各种活动的协调功能较差,使身体不易维持平衡,对危险环境及突然出现的情况不易迅速作出反应、判断和躲避;又因老人视觉、听觉等功能有所减退,所以较易发生绊倒或外伤等意外。总之,对老年人来说,强调安全问题是极为重要的。

1. 慎防跌倒

应特别注意防止老年人在改变身体姿势及位置时跌倒。如生病后或卧床时间较久,开始下床活动时,甚至平时起床下地时,常因起身过猛、过急、过快,而造成头晕、眼花或心慌。这是因为老人身体改取直立位置时,因重力关系使脑内血流量相对减少,造成一过性脑缺血,容易跌倒。因此,把起床、下床这一动作,分为几步来做比较好,由卧而坐,停一会儿,再由坐而立,起步动作宜慢。久坐后,也不能站起来立即就走,应该在原地站立一会再走。较长时间的站立,对年迈体弱的老年人也是不适宜的,当他(她)们洗脸、漱口、更换衣服时,最好采取坐姿,更要避免单腿站立穿脱鞋袜。由下蹲起立时,更应缓慢,并站一会儿再走,尽量少做低头弯腰动作。

体弱的或高龄老年人在活动时,自己也怕摔倒,心里不免紧张,所以要给他们以安全、可靠的帮助。老人行走时,步伐缓慢,别人不宜在旁催促,必要时可由别人搀扶或是自己扶着室内的墙壁、桌椅往前走动。平时走路或上街时,可用拐杖,拐杖着地的一端最好带有橡皮头防滑。有驼背或四肢关节欠灵活的老人,可手推助步小车辅助行走,或随身携带轻便小凳,需要时就能坐下休息。

晚上睡前或者照明不足时,老人要减少不必要的活动。床旁最好有一小桌或木椅,放置常用的物品,伸手就可拿到。如果电灯开关不在手边,可备一手电筒。大小便用具可用高脚痰盂或可移动便桶,睡前移至离床前较近的地方。上蹲式厕所时,因老人下蹲困难、不能持久,可用木板自制大便坐凳,将其架在厕所坑上,或在旁边墙上安装拉手,或带个小凳子便于扶助起身。

2. 居室、卧室环境

老人起居室或卧室内家具要简单、靠墙摆放,以方便行走。老人行走的过道上,不应堆置杂物,注意楼梯、过道上的光线要明亮。所用家具要结实牢固,坐椅最好有靠背或扶手,可能时再加个椅垫。老人用的座椅以木制的为好,不要过低,以便起坐时都省力。床不要过高,以方便上下;床以硬板,铺厚褥为好。居室地面要平坦,不存污物,不存积水,不乱泼水,以防滑倒。老人卧室不宜装门槛,以防绊倒。

3. 生活细节

对于日常生活中常遇到的一些细节问题,老人也应重视安全:如为防止意外发生,老人应避免踏着座椅爬高处取东西;冬季不宜穿塑料硬底的鞋,皮底鞋应略带脚跟,以防滑倒;最好穿布底鞋,舒适安全;抽烟的老人不要在睡前或床上吸烟,要警惕失火;用热水袋或汤壶取暖时,要加布套,以防止烫伤;做家务劳动时,要防止热水、热气烫伤;切菜、削水果皮时,要预防刀外伤;老年人所用的东西，不要经常随便调换位置，便于取用，避免失足或失手。

四、老年人的运动与健康

老年人要有适当的体力活动，特别是有规律的运动锻炼，可以延缓身体老化。一千多年前唐代大医学家孙思邈就指出："人欲劳于形，百病不能成""养生之道，常欲小劳"。美国老年医学研究者研究证实：坚持运动老人的心肺功能、肌力及神经方面的功能相当于比他们年轻十岁的人。运动可促进人体各种功能、增强体质、抗御疾病、延年益寿。

1. 老年才锻炼也为时不晚

有的老年人认为"人老再锻炼，为时已晚"，这种看法是错误的。法国科学家巴里曾让平均年龄为 70 岁的老人，用功率自行车进行为期三个月的锻炼，每周三次；三个月后进行生理功能测定，结果表明老人在心率、收缩压、血乳酸及神经系统的调节功能等方面有良好的改善。英国科学家佛兰斯曾对 112 名平均年龄为 69.5 岁的男性老人进行运动实验观察，每周运动三次，每次一小时，运动项目有体操、步行、游泳等；锻炼 42 周后，这些老人氧脉搏（最大吸氧量／心率）有 29.4% 的人得到提高，肺通气量有 35.2% 的人获得增强，此外老人的血脂、血糖、血压、关节活动度等都得到有意义的改善。

科学研究的成果已经证实：尽管老年人的身体结构与功能会产生一系列老化及退行性变化，但是仍然存在着提高和改善的可能性，科学适量运动，使机体承受一定的体力负荷，可使老人对负荷的适应性增强；即使高龄老人仍能使机体生理功能得到增强和改善。因此，一些以前缺乏锻炼习惯的老人，如今"迈步从头越"也为时不晚。

2. 老人运动锻炼的原则

老年人运动锻炼要记住"循序渐进、持之以恒、因人而异"的三项原则。运动锻炼切不可急于求成,应有目的、有计划、有步骤地进行科学运动,才能取得满意效果。锻炼的动作应由易到难、由简到繁、由慢到快;锻炼时间由短逐渐延长。一般情况下,老人应每天坚持锻炼,至少每周不少于三次,每次 20~30 分钟,持之以恒,养成按时锻炼的良好习惯。还要注意因每个老人的具体情况不同,不能千篇一律或互相攀比,应从安全出发,因人而异。

3. 老人运动锻炼的注意事项

(1) 鼓励老人多参加活动,如晨间散步、打太极拳、做广播体操、练气功等,但长距离的慢跑,以及竞争性、运动量大的体育活动应该避免。

(2) 70 岁以上的老人,即使身体健康也应逐步减少运动量。

(3) 老人在体育活动前,应先做准备运动。在锻炼中可运动数分钟后,休息数分钟,间歇进行锻炼较为安全、省力。运动后,应做放松活动,然后再休息。老人在活动时,心率不超过 110 次 / 分,有锻炼素质的老人亦不超过 120 次 / 分为好。老人在运动后 5 分钟左右脉搏应恢复到运动前水平,如不能恢复说明运动量过大,应适当调整。运动中老人呼吸不宜超过 24 次 / 分。

(4) 老人在活动时,如出现头晕、眼花、心悸、气急、心绞痛等,应立即中止活动。

(5) 老年人在运动后半小时,才可洗温水澡,洗澡水不宜太热。

(6) 至少在活动后一小时,才可进餐。

(7) 饭后百步走,对大多数患心脏病或脑血管疾病的老年人来说,是不恰当的。

（8）由于老年人感觉较迟钝、行动缓慢，活动场地应选择在庭院、公园或平整的场地进行。避免在人多拥挤的地方，或在马路边上锻炼，以防止跌倒或车祸。老人应避免在晚间、照明不好或气候变化剧烈的情况下进行锻炼。

（9）老人锻炼时着装要舒适、轻便，有利肢体活动即可。冬季应备一件大衣，锻炼时脱下，练后穿上，避免受凉感冒。

五、老年人膳食指南

中国营养学会发布了《中国老年人膳食指南 2016》，此指南所指老年人为 65 岁以上的人群，是在一般人群膳食指南基础上对老年人膳食进行指导。

膳食营养是保证老年人健康的基石，与老年人生活质量、家庭、社会经济、医疗负担都有密切关系，对老年人健康和提高生活质量有着重要的影响。

老年人身体功能可出现不同程度的衰退，如咀嚼和酶活性和激素水平异常，心脑功能的衰退，视觉、嗅觉、味觉等器官反应迟钝，肌肉萎缩、瘦体组织减少等。这些变化可明显影响老年人食物摄取、消化和吸收的能力，使得老年人营养缺乏和慢性非传染性疾病发生的风险增加，如老年人容易出现营养不良、贫血、骨质疏松、体重异常、肌肉衰减等问题。因此，针对这些问题对老年人膳食提出指导很有必要。

老年人除了身体功能有不同程度的衰退，大多数营养需要与成年人相似，因此一般人群膳食指南的内容，也适合于老年人。老年人膳食指南补充了适合老年人特点的膳食指导内容，旨在帮助老年人更好地适应身体功能的改变，努力做到合理膳食、均衡营养,减少和延缓疾病的发生和发展,延长健康生命时间,促进在中国实现健康老龄化。

1. 提要

老年人膳食应食物多样化,保证食物摄入量充足。消化能力明显降低的老年人,应制作细软食物,少量多餐。老年人身体对缺水的耐受性下降,要主动饮水,首选温热的白开水。户外活动能够更好地接受紫外线照射,有利于体内维生素 D 合成和延缓骨质疏松的发展。老年人常受生理功能减退的影响,更容易出现矿物质和某些维生素的缺乏,因此应精心设计膳食、选择营养食品、精准管理健康。老年人应有意识地预防营养缺乏和肌肉衰减,主动运动。老年人不应过度苛求减重,应维持体重在一个稳定水平,预防慢性病发生和发展。老年人应主动参与家庭和社会活动,主动与家人和朋友一起进餐或活动,积极快乐享受生活,全社会都应该创造适合老年人生活的环境。

2. 老年人膳食关键推荐

(1) 少量多餐细软;预防营养缺乏。

(2) 主动足量饮水;积极户外活动。

(3) 延缓肌肉衰减;维持适宜体重。

(4) 摄入充足食物;鼓励陪伴进餐。

考虑到不少老年人牙齿缺损,消化液分泌和胃肠蠕动减退,容易出现食欲下降和早饱现象,造成食物摄入量不足和营养缺乏,因此老年人膳食更应注意合理设计。食物制作要细软,并做到少量多餐。对于有吞咽障碍和高龄老人,可选择软食,进食中要细嚼慢咽,预防呛咳和误吸。对于贫血、钙和维生素 D、维生素 A 等营养缺乏的老年人,建议可选择适当的营养强化食品。

老年人身体对缺水的耐受性下降。饮水不足可对老年人的健康造成明显影响,因此要足量饮水。每天饮水量达到 1500~1700 毫升。应少量多次,主动饮水,首选温热的白开水。

骨骼肌是身体的重要组成部分,延缓肌肉衰减对维持老年人活动能力和健康状况极为重要。延缓肌肉衰减的有效方法是吃动结合,一方面要增加摄入富含优质蛋白质的瘦肉、海鱼、豆类等食物,另一方面要进行有氧运动和适当的抗阻运动。老年人体重应维持正常稳定水平,不应过度苛求减重,体重过高或过低都会影响健康。老年人的体重指数(BMI,体重千克数除以身高米的平方)应不低于 20 千克 / 米^2 为好。

户外活动能够更好地接受紫外线照射,有利于体内维生素 D 合成,延缓骨质疏松、肌肉衰减的发展,因此老年人应积极进行户外活动、积极主动参与家庭和社会活动,鼓励与家人一起进餐,主动参与烹饪;独居老人可去集体用餐点或多与亲朋一起用餐和活动,以便摄入更多丰富的食物和积极参加集体活动,增加接触社会的机会。

3. 中国居民膳食指南(2016 年)

老年人大多数营养需要与成年人相似,因此一般人群膳食指南的内容也适合于老年人,可供参考。

中国营养学会提出中国居民平衡膳食宝塔:一日的合理饮食组成一般应包括:谷薯类 250~400 克(其中全谷物和杂豆 50~150 克、薯类 50~150 克,最好包括粗粮细做);蔬菜类 300~500 克;水果类 200~350 克;畜禽肉类 40~75 克;水产类 40~75 克;蛋 40~50 克;大豆及坚果类 25~35 克(其中豆制品适量,如素食者,可以增加);奶及奶制品 300 克;烹调油 25~30 克;盐小于 6 克;水 1500~1700 毫升。每天活动 6000 步。

核心推荐:

1. 食物多样，以谷类为主

平衡膳食模式是最大程度上保障人体营养需要和健康的基础，食物多样是平衡膳食模式的基本原则。每天的膳食应包括谷薯类、蔬菜水果类、畜禽鱼蛋奶类、大豆坚果类等食物。建议平均每天至少摄入 12 种以上食物，每周 25 种以上。谷类为主是平衡膳食模式的重要特征，每天摄入谷薯类食物 250~400 克，其中全谷物和杂豆类 50~150 克，薯类 50~100 克；膳食中碳水化合物提供的能量应占总能量的 50% 以上。

2. 吃动平衡，健康体重

体重是评价人体营养和健康状况的重要指标，吃和动是保持健康体重的关键。各个年龄段人群都应天天运动、保持能量平衡、保持健康体重。体重过低和过高均易增加疾病的发生风险。推荐每周应至少进行 5 天中等强度身体活动，累计 150 分钟以上；坚持日常身体活动，平均每天主动身体活动 6000 步；尽量减少久坐时间，每小时起来动一动，动则有益。

3. 多吃蔬果、奶类、大豆

蔬菜、水果、奶类和大豆及豆制品是平衡膳食的重要组成部分，坚果是膳食的有益补充。蔬菜和水果是维生素、矿物质、膳食纤维和植物化学物的重要来源，奶类和大豆类富含钙、优质蛋白质和 B 族维生素，对降低慢性病的发病风险具有重要作用。提倡餐餐有蔬菜，推荐每天摄入 300~500 克蔬菜，深色蔬菜应占 1/2。天天吃水果，推荐每天摄入 200~350 克新鲜水果，果汁不能代替鲜果。吃各种各样的奶制品，摄入量相当于每天液态奶 300 克。经常吃豆制品，相当于每天大豆 25 克以上，适量吃坚果。

4. 常吃适量鱼、禽、蛋和瘦肉

鱼、禽、蛋和瘦肉可提供人体所需要的优质蛋白质、维生素 A、

B 族维生素等,有些也含有较高的脂肪和胆固醇。动物性食物优选鱼和禽类,鱼和禽类脂肪含量相对较低,鱼类含有较多的不饱和脂肪酸;蛋类各种营养成分齐全;吃畜肉应选择瘦肉,瘦肉脂肪含量较低。过多食用烟熏和腌制肉类可增加肿瘤的发生风险,应当少吃。推荐每周吃水产类 280~525 克,畜禽肉 280~525 克,蛋类 280~350 克,平均每天摄入鱼、禽、蛋和瘦肉总量 120~200 克。

5. 少盐少油,控糖限酒

我国多数居民目前食盐、烹调油和脂肪摄入过多,这是高血压、肥胖和心脑血管疾病等慢性病发病率居高不下的重要因素,因此应当培养清淡饮食习惯,成人每天食盐不超过 6 克,每天烹调油 25~30 克。过多摄入添加糖可增加龋齿和超重发生的风险,推荐每天摄入糖不超过 50 克,最好控制在 25 克以下。水在生命活动中发挥重要作用,应当足量饮水。建议成年人每天 7~8 杯(1500~1700 毫升),提倡饮用白开水和茶水;不喝或少喝含糖饮料。成人如饮酒,一天饮用酒的酒精量男性不超过 25 克,女性不超过 15 克。

6. 杜绝浪费,兴新食尚

勤俭节约,珍惜食物,杜绝浪费是中华民族的美德。按需选购食物、按需备餐,提倡分餐不浪费。选择新鲜卫生的食物和适宜的烹调方式,保障饮食卫生。学会阅读食品标签,合理选择食品。应该从每个人做起,回家吃饭,享受食物和亲情,创造和支持文明饮食新风的社会环境和条件,传承优良饮食文化,树健康饮食新风。

六、老年人的穿着

随着人们经济生活的不断提高,美化生活、讲究穿着已提到了人们的议事日程上。老年人的服装设计要遵循两条原则,一是实用,二是美观。对于老年人的服装设计,也应考虑到老人是否能获得美的享受,当然"实用"更为重要。服装的实用,主要是体现在增进老人的健康上。

有些衣料如毛织品,化纤制品等,穿着起来轻松、柔软、挺括,一向受到老人们的喜爱。然而,这些衣料对老人皮肤有一定的刺激性,如果用来制作贴身穿着的内衣,就有可能会引起瘙痒、红肿或起水疱,尤其是纯化纤织物。引起老人皮肤过敏的原因,是因为化纤制品的原料是从煤、石油、天然气等高分子化合物或含氮化合物中提取出来的,其中有些成分很可能成为过敏原,一旦接触皮肤很容易引起过敏性皮炎;这类织物还可能带有较多弱电离子,容易吸附空气中的灰尘、尘螨等,也可引起支气管哮喘。纯棉织品的透气和吸湿性优于化纤织品,因此在选择衣料时,要有所考虑,如内衣以纯棉织品为好,外套可选用毛料、化纤制品等,其色泽鲜艳、耐磨、挺括。

人到老年,各种生理功能明显减退,大脑反应与动作都迟钝,机体热量减少。因此,老年人的服装应选择轻、软、保暖性好的衣料,像羽绒衣裤等;款式要宽大些,穿着起来舒适,且行动方便;血压偏高或偏低的老人,尤其不宜穿着紧身衣服;另外,老年人衣服要考虑到穿、脱时方便。

受传统文化的影响,我国老年人穿衣习惯是"越老越素",甚至认为穿衣打扮是年轻人的"专利",其实,这种观念是错误的。研究表明:老年人爱美、注重保养、讲究穿着,不仅让他(她)们看上去更年轻,更重要的是这种追求"年轻"心态,可使老人保持身心健康。美国老年学工作者曾随机选择3000余名老人进行调查,结果表明:与那些认为穿得艳丽就是"过分、出格"或者认为"老人就应穿深色衣服"的老人相比,爱美俏的老人罹患高血压病、消化性溃疡病、癌症、与精神因素密切相关疾病的概率要低 30%。

七、老年人的闲暇活动

老年人退休后，由于不需要每日上班，有相当多休闲时间。因此，如何合理有意义的安排这些时间，就成为老人日常生活中的一个重要问题。

首先，老人要理解什么是闲暇时间？闲暇时间和每天不需上班在家的时间是两码事。闲暇时间是指可为个人支配的、并可按个人的爱好所确定的方式进行消遣的时间。老人在退休后，可以用合理有意义的闲暇活动来弥补对角色和生活改变的不适应。

一般女性老人退休后，仍需要忙于家务劳动，照顾小辈，闲暇时间比较少些。有的男性老人退休后，也参加或者适当协助做些家务和照顾第三代，闲暇时间也会相对少些。但是，如果老年人在退休前忙于工作、家务和教育子女，而退休后仍过着忙碌于家务和照顾第三代、一点空闲也没有的生活，就会缺乏乐趣，显得单调而无意义。因此，老人在退休后，应该有属于自己可以自由支配的闲暇时间。

人们一般将闲暇活动分为五大类：

1. 文艺欣赏，如看戏、听音乐。

2. 影视欣赏，如看电视、电影。

3. 运动，如球类活动、旅游等。

4. 日间活动，如健身操、跳广场舞、练气功等。

5. 其他，如闲聊、静坐、娱乐性餐饮等。

不同年龄、体质、经历、生活目标、文化层次的人，对于各种闲暇活动的要求和时间是有很大不同的。目前，我国老年人的闲暇时间大多花费在看电视、散步、闲聊、养花鸟鱼虫、阅读等方面;随着社会的发展,老年人需根据自身情况,安排更合理、充实、有意义的闲暇活动,以更有益于个人和社会。

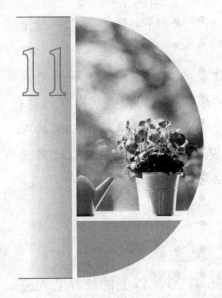

第十一章

做个快乐、健康的老人

　　每个老人都想做个快乐、健康的人,颐养天年。快乐是种自我的心理感受,老年人要增进身心健康,除了保持身体健康外,还必须注重心理健康,从某种意义上看,心理健康对老年人快乐、健康、长寿的影响更为重要。

　　2011年我国江苏省如皋市被世界卫生组织评为"世界长寿之乡"。《中国老年》杂志曾对该地区老人的"长寿之谜"进行调查,结果有两点:一是心情舒畅、性格随和、情绪稳定;二是坚持劳动。1998年湖北省曾对88名百岁老人进行调查,结果发现他们之中属于乐观开朗型的有45名,占51.2%;安静温和型39名,占44.3%;孤僻型的只有4名,占4.5%。

　　2008年中国科学院心理研究所曾对全国19省市的29个城市老年人的心理健康状况进行了抽样调查,结果是:很好的占15.9%;良好的占69.7%;较差的占11.4%;差的占3.0%。研究者还发现家庭养老的老人的心理状况好于机构养老的老人;75岁以下老人心理状况好于 75 岁以上老人；男性好于女性；空巢老人比一般老人差。

心理因素是影响老年人快乐、健康的主要因素。有关资料表明，我国老年人中 85% 的人或多或少存在着不同程度的心理问题；27% 的人有明显的焦虑、忧郁等心理困惑或心理障碍；0.34% 的人有一定的精神分裂症状。40% 的常见病其发生、发展与心理因素有关。因此，老年人在居家养老时，必须重视心理卫生。

一、做个快乐老人

日本老年医学学者渡边曾对 136 名 90 岁以上的长寿老人进行健康调查，他们共同的心理特点是：心境愉快、胸襟豁达、情绪稳定。愉快标志着老年人身心活动的协调和健康；宽厚待人的长者情怀是老人身心健康的保证；情绪安定，适应能力强是身心健康的基础。

只有做个快乐的老人，才能延年益寿，才能谈得上高质量的生活。俄国生理学家巴甫洛夫说："乐观是养生的唯一秘诀"。快乐与老年人生活质量和寿命有密切关系。快乐使人健康，快乐使人长寿。老人快乐生活就是意味着"阳光暮年"，与幸福相伴。哪里去寻找快乐呢？美国心理学家经过长达十年研究，对 100 多国家和地区的 10 000 多人进行详细调查，发现快乐是人类特有的一种心理感受，具有浓重的主观色彩，快乐与种族、年龄、职业、地位、财富等没有多少内在联系，快乐属于每个人自己。人生的最高目标是心情愉快，拥有快乐就等于拥有健康。

老年人生活质量的高低，不仅在于生活中的物质，更在于老人的精神状况。每个人都想活得快乐、幸福，那么，幸福是什么？

快乐是什么? 幸福是人长久的快乐和满意感。当人脑产生令人快乐和满意的想法时,人脑中负责情感的部分对这个想法做出反应,反应的结果就是人有快乐和满意的心情,人也就会感到很幸福。

1. 做快乐老人的好处

(1) 快乐能增强老人生活的信心。快乐能使人精神振奋,对未来生活充满信心;快乐能使人承受生活的压力和负担,"乐而忘忧",给老人带来希望。

(2) 快乐能增进人际间的和谐,和谐的人际关系又可使人保持乐观,这是一种良性循环。

(3) 快乐能使紧张得到松弛。朋友的聚会、家人的团聚、节日的庆祝,这些快乐给老人提供生活的享乐和感情的享受。谈笑中的欢乐情绪,会使人在紧张之余得到松弛。

(4) 快乐能调节身体机能,提高免疫功能。

2. 如何做个快乐老人

快乐与健康是天然相连的,快乐必然促进健康,因为它能给人以心理上的愉悦和舒适,是心理上的享受。那么,如何才能做个快乐老人呢?

(1) 快乐在于有所作为:人在各年龄阶段的快乐是不一样的。老年人快乐是指健康、经济有安全感、被社会接受、不感到寂寞、觉得自己还有用、有信仰、感到满足。老年人要得到真正的快乐,就要参与社会或从事一些力所能及的有益活动,从中得到满足和快乐。

(2) 快乐靠自己:快乐的老人善于适应困境,以现实的眼光看待一切,想得开,对生活充满信心。顺应自然,自己能力达不到的事不去强求。

（3）善于排除不良情绪：详见本章第二部分"消除不快乐心理的'雾霾'"。

（4）把握现在：老年人不要懊恼过去，也不要担忧未来，要牢牢把握现在，享受人生，过好每个今天，才能使生活更充实、更快乐。

二、消除不快乐心理的"雾霾"

心理健康与健康、快乐、长寿有着密切关系，消除不良心理保持心理健康是老年人自我保健的需要。那么，怎样消除不良心理的"雾霾"呢？

1. 调整、适应社会"角色"的转变

老年期是角色发生重大变化的时期，老年人能否及时、正确地认识到老年期产生的种种角色改变，并相应地调整自己的行为，是老年人居家养老时期心理健康的关键问题。

退休后，按照现代老年学的说法，便步入了第二人生，这是人生道路上的重大转折。在心理上尽快地适应这一转折，并适应自己身体机能的衰退，以便真正欢度第二人生。做好以下几点，有益于老人调适好角色的转变：

（1）顺应角色的改变：例如，你原先是一厂之长，现在是退休干部，如果你还是以厂长的态度来和其他人说话，就可能不受欢迎；如果你还是用厂长的想法去办事，当然要碰钉子。所以，老年人的角色一旦改变，想法和言行也得随之改变，这是适应社会的关键。

（2）跟上社会发展的步伐：我们所处的社会在不断地向前发展，如果老年人的思想和心理活动跟不上社会的发展，当然就不能适应社会了。例如，一个老年人老是用过去的观念、过去的思想和生活模式去对待当前社会现实，那么你的言行自然会使人感到奇

怪,就不可避免地会碰壁,遭到别人的冷遇。那么,你的晚年生活怎么会平静、安宁呢? 因此,老年人退休后,仍要不断地学习。

(3) 努力减缓心理活动的衰退:有些老年人不适应社会,是由于心理活动衰退所致。例如,做事丢三落四、讲话语无伦次、反应十分迟钝的老年人,当然不可能适应时代的节奏和社会的变化。因此,老年人必须采取积极的手段来减缓心理活动的衰退,使自己的心理活动保持在一定的水平上,这对老年人适应社会同样是十分重要的。

(4) 改变自己的个性:有的老年人由于个性特点,不能很好适应社会。他们或是刚愎自用,或是脾气急躁,或是喜怒无常,或是沉默寡言,这些老年人就需要努力改变自己的个性,这样才能使自己的第二人生过得更愉快。

(5) 设法与同年龄段的老年人建立新的友谊:因为老人离退休后,在社区、里弄、街道、公园里,和同年龄段的老人接触增加,虽然过去大家在不同单位、有不同生活经历、不同职业,但现在大家的年龄相仿、处境相似,彼此可能有较多的共同语言。根据爱好、职业等,可以组织一些兴趣小组、联谊会、读书会等组织加强联系,开展活动,这对老年人身心健康是十分有益的。

上海市在这方面做得比较好,共有老年教育机构 291 个,老年学员 53.56 万人;远程老年大学集中收视点 5382 个,老年收视学员 51.14 万人。各街镇还成立老年文体团体 1.55 万个,参加活动人数 39.9 万人;老年体育协会 411 个,参加人数 49.18 万人;老年体育团体 1.14 万个,参加人数 31.35 万人;老年志愿者团队 7623 个,参加人数 25.31 万人。这些团体使更多老年人"老有所学"、"老有所好"、"老有所为",更好做到角色转变。

2. 转换好自己的家庭"角色"

老人在调适社会角色转变同时,还要调适好家庭角色转变,尤其是老年人要处理好和子女的关系。老人必须注意以下几方面的问题:

(1) 老人要清醒地意识到自己的角色改变。以前仅仅是父母角色;现在又成了公婆角色或丈人、丈母娘角色,祖父母角色,外公外婆角色;以前是家庭主要收入者,现在是家庭次要收入者等。随着角色的改变,行为也应该有相应的改变,比如老年人对待儿媳和女婿就应该比待儿子和女儿更好一些,否则两者之间就容易产生隔阂。当然,反之也一样,小辈待公婆和岳父母也应该比待自己的父母更好。这样,家庭成员就会和睦相处。

(2) 老年人的思想要跟上时代的发展,不能用老的一套来要求今天的子女,否则往往会引起子女们的反感。在家庭中一定要造成一种民主、平等的气氛,摒弃"家长制"的作风。

(3) 要注意到子女们角色的转变,他们已由纯粹的子女角色转变成既是子女角色,又是父母角色。如果再"管头管脚",只会在他们心理上引起抵触情绪。老人应该尊重子女们选择自己生活方式的意愿。

(4) 家庭大事要由老人及子女共同商定,不仅反映了家庭的民主精神和民主作风,而且增强家庭的和睦气氛、有利于增进家庭的凝聚力。

(5) 老人应该了解年轻人的心理特点,还可以常常回忆一下自己年轻时的心理状态,这样有利于和子女们产生心理上的共鸣,处理好两代人的关系。

老人只要及时地意识到自己角色的变化,适当地调节自己的心理活动,同时进一步了解并尊重家庭其他成员的心理变化和心理特点,同时其他家庭成员也要尊老爱幼、心理相容,就会处理好家庭成员之间的关系,使家庭充满着春天般的温暖和活力,大家共同创造和睦、欢乐、和谐的家庭环境。

3. 控制不良情绪

大量研究表明,良好情绪对健康长寿有非常重要的意义。情绪一般可分为两大类:一类是不愉快的负面消极情绪,比如愤怒、焦虑、恐惧、沮丧、悲伤、烦恼、嫉妒等,对健康和长寿不利;另一类是愉快的正性积极情绪,如快乐、舒畅、开朗、恬静、和悦等,有利于健康长寿。当老人心理上出现了不良情绪时,应当及时加以调适。以下方法可供参考:

(1) 转移:转移就是对于无可奈何的事,从消极情感中转移注意力,转移到能使人感到自信和愉快的事情上去。

(2) 分离:把烦恼分离开来,各个击破。不要让各种不顺心的事联系起来,把一个个具体的烦恼分别地一个个解决,能心平气和地对待生活。

(3) 弱化:弱化就是减弱烦恼,对于刺激和烦恼,尽可能不听、不看、不记忆、不思考、不想象。

(4) 体谅:一是站在对方立场上设身处地想一想;二是不要对他人要求过高;三是事先有充分思想准备。

(5) 解脱:善于看到自己不幸中万幸,与比自己更不如意的人去比较。

(6) 升华:把强烈的情绪冲动,引导到积极有益方向去,促使自己产生动力、改变现状。

(7) 抵消:抵消就是当某一种刺激引起不良情绪时,有意识地采取某一行动、寻求另一种刺激,使它抵消原有刺激的作用。

(8) 利用:即平时我们常说"坏事变好事"。

（9）表达：当以上方法都难以排除自己心中烦恼时，就把它说出来或写出来，不要憋在心里，也可以找知心亲朋谈谈。

以上控制情绪的方法可以综合应用。通过控制情绪，达到心理平衡，就会掌握心理健康的"金钥匙"。

4. 增强对挫折的耐受力、应对力

生活中可能"不如意事常八九"，如何对待这些烦心、闹心的事，是保持心理健康的一个重要方面。我国心理学家曾对某医院就诊患者不加选择进行调查，发现65.5%的患者与各种不如意有关；35.0%的患者在很大程度上是心理挫折引起的。调查还指出，丧失最亲近亲人的老人死亡率，要比年龄相仿的对照组高7倍。他们还对250名癌症患者做调查，发现其中有156人在患病前受过重大精神打击，有过不同程度心理创伤史。

老年人的人生道路上，挫折是难免的。关键是如何正确面对，增强对挫折的耐受力、应对力。鲁迅先生说过："用笑脸来面对悲惨的厄运，用百倍的勇气来应对一切不幸。"

5. 加强人际交往

老年人居家养老，生活中心主要是家庭，与其他人的来往少了。美国耶鲁大学伯克曼教授对7000名成年居民进行的跟踪调查结果表明，社交能力强的人、朋友多的人更长寿。实验研究还发现，与他人友好交往可降低体内产生心理压力的生化物质，调节生理活动状态，从而提高身体抵抗力。因此，居家养老的老年人应积极参加社团群体活动，交些老年朋友，获得感情上满足，达到心理平衡。

6. 学会自寻其乐

古人说："忧则伤身，乐则长寿"。乐观的情绪是长寿的精神营养，老年人要学会自得其乐，知足常乐，面对现实，从实际出发，

不必苛求自己,也不要苛求他人,这样就会从烦恼中解脱出来。快乐的心情是需要自己培养和寻找的,人想健康长寿必须使自己的情绪与生活协调一致,培养和建立积极乐观情绪,祛病长寿就有了保证。

7. 正确面对衰老和疾病

心理学家研究证实,心理衰老会加速生理衰老,两者互为恶性循环。老年人正确对待衰老是必须高度重视的心理问题。老年人要"识老,而不惧老",若有病则正确面对,冷静、积极配合治疗。前北京大学校长马寅初先生 91 岁确诊直肠癌,当时认为 80 岁后不宜手术,但马老坚持要求手术治疗,经两次手术均获得成功,并康复得很好,一直活到 1985 年,享年 100 岁。他乐观面对现实,是他健康长寿的精神支柱。

8. 积极的生活方式

老年人最怕一日三餐吃吃睡睡、无所事事,这对身心健康十分不利。采取积极生活方式有利于保持心理健康。积极生活方式是指根据自己的体质和兴趣,有选择地、有规律地进行活动,包括家务活动、体育活动、兴趣娱乐活动、社会活动等。德国著名医学家费朗特说:"世界上没有一个懒人可以长寿,凡是长寿的人其一生总是积极地活动。"

第十二章

老人的失能和半失能

我国目前2亿多老年人口中有失能和半失能老人3750多万人,这是家庭和社会的重大损失。因此,在居家养老中怎样预防老人失能和半失能的发生并延缓其进程,具有重要意义;对这一问题,老人和家属要有正确的认识,老人更需充分发挥出自己的主观能动性。

一、什么是失能、半失能

按照国际通用标准,在吃饭、穿衣、上下床、上厕所、室内走动、洗澡六项日常生活活动中,有1~2项不能为轻度失能;3~4项不能为中度失能;5~6项不能为重度失能。轻度和中度失能又称"半失能";重度失能又可称"失能"。

失能和半失能老人的增多是社会的重大问题,也是老人和社会的重大损失。由于老人的失能或半失能使老人的生活质量大幅度下降,老人家属精神和经济负担增多,家属和护理人员照料的强度和难度增大,医疗和护理费用也会大幅度增加,给国家财政也会带来巨大压力。

二、引起失能和半失能的原因

引起老人失能和半失能的主要原因是机体老化和老年病互为恶性循环的结果。这些老年病有脑卒中、痴呆、跌倒引起骨折、骨关节疾病、帕金森病等,其中最常见的为脑卒中。

日本的老年学学者研究报告,在日本失能和半失能男性老人中,脑卒中占 40%,帕金森病占 7%,痴呆占 7%,跌倒引起骨折占 6%,骨关节疾病占 6%;失能和半失能女性老人中,脑卒中占 20%,跌倒引起骨折占 15%,痴呆占 13%,骨关节疾病占 13%,帕金森病占 6%。

日本的学者还认为,老人不同年龄阶段失能和半失能的主要原因也有不同特点。在 65~74 岁老人中引起失能或半失能的原因中,脑卒中占 47%,骨关节疾病占 11%,帕金森病占 10%,跌倒引起骨折占 7%,痴呆占 4%。在 75 岁以上老人中引起失能和半失能的原因中,脑卒中占 20%,跌倒引起骨折占 14%,痴呆占 13%,骨关节疾病占 11%,帕金森病占 5%。

因此,如果我们能够适当延缓机体的老化,同时对患脑卒中、骨折、痴呆、帕金森病等老年病的老人进行有效的康复医疗训练,那么就可以大大地减少或者延缓老人失能和半失能的发生。

三、照料失能和半失能老人需要注意的问题

照料失能和半失能老人,家属和护理人员必须注意以下几点:

1. 照料老人养老服务不是纯粹的家政服务

比如,为一位左侧偏瘫的老人穿衣服,家政服务是给老人穿好衣服、扣好纽扣;照料养老服务是协助老人或让老人自己用右侧健康肢体穿好衣服、扣好纽扣。家政服务是提供老人生活能力替代服务,使得老人根本没机会锻炼还没丧失的功能,加速老人各项功能的衰退;而照料养老服务则是提供老人生活自理能力的维持和改善的服务,通过看护、护理、康复和心理干涉,延缓失智、失能、半失能的来临。两者区别在于维持老人生活质量和尊严。

2. 充分发挥老人"剩余功能"

尽可能支持和帮助老人在日常生活活动中,变"被动为主动",只有在老人无法做到的时候,才帮他完成。把"代劳"降低到最低限度,尽可能使老人从失能进步到半失能,或者从半失能到摘去"失能"的帽子。康复医学上,把这种护理称"剩余功能的有效发挥",目的是为了使失能和半失能的老人尚存的一部分功能不至于全部丧失。如果老人的一切生活活动都由别人"代劳"的话,只会使老人身心状况进一步加速恶化;至于家属和护理人员什么时候该帮助"出手",这需要在实际照料护理中进行观察和判断。

3. 白天尽量少"卧床"

失能或半失能的老人长期卧床,必然会使老人的身心功能、生活能力变得越来越差。所以应该在白天尽可能让老人离开床,增加老人坐椅子或者坐轮椅的时间。医学研究发现,白天老人坐的时间越长,他(她)的意识清晰度就越高于躺在床上的时候,老人主

动想行动的欲望也会提高,并且老人褥疮和关节挛缩的可能性也大大降低。

4. 力争为老人"摘帽"

坚持为失能或半失能的老人做家庭康复,特别是刚进入半失能状态的老人,创造机会让他们摘去失能的"帽子"。实际上,若每天都能扶助老人自立地去完成一些日常活动,也相当于在做家庭康复训练,如坐轮椅上和家人一起在餐桌上吃饭,或者在帮助下自己吃饭等。

5. 创造安全条件

创造居家的安全康复环境,如室内墙壁、厕所、浴室安装扶手,购置辅助器材及用品。

6. 多沟通、多鼓励

家属或护理人员多和老人沟通,尽量多鼓励老人。

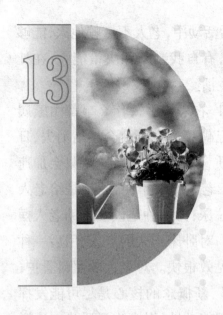

第十三章

如何照料护理老人

高龄老人或者失能、半失能老人的家庭养老和居家养老,离不开家属或护理员的精心照料和护理。照料护理老人可不是一个简单的"体力活",必须学习、掌握必要的家庭护理常识,才能做好。无论是老人家属还是护理人员,照料护理老人是人与人之间接触过程,在这个过程中,首先要理解老人,掌握好与老人沟通的技巧,尤其要注意尊重老人、耐心对待、微笑表情和倾听。

一、照料老人的新概念——"自立"

对家庭和居家养老的高龄老人或者失能、半失能老人进行照料护理,并非只是管老人一日三餐,管拉屎、拉尿就行。现代老年医学认为,照料护理老人主要有二个目的:一是维持老人的生命与提高养老生活质量,是最基本的目的;二是支持和帮助老人在养老生活中保持或恢复"自立",这是照料护理老人的新概念。

这里讲的"自立"是指日常生活活动中,老人不依赖他人,能够独立生活;在心理上也不依赖他人,有自我判断和决策能力;在社会上不脱离社会,与其他老人同样生活。

老人家庭养老,不能"饭来张口,衣来伸手",什么事都由家属和护理人员来代替做,这样老人自己做事的意愿就会逐渐消失,日常生活活动能力也逐渐降低,生活质量也逐渐下降,结果只会加速老化,越养越衰老。例如,照料卧床老人的大小便,一种是给老人换纸尿片,让老人毫无知觉地拉屎拉尿;另一种是设法帮助老人摆脱纸尿片,尽可能自立地拉屎拉尿。对卧床不久的老人,用后一种理念去照料,老人恢复自立大小便见效很快。对老人的照料看护,并不是日常生活活动的"包办代替",新概念的核心是尽可能发挥老人残留的功能,鼓励老人发挥主观能动性,提高生活质量。这样做对老人的身心健康都是十分有益的。

二、照料护理中的扶助和看护

家庭养老对老人照料护理的形式,可分为扶助和看护两种,应视老人具体情况来定。

1. 扶助

扶助又可细分为口头语言扶助和行动扶助。很多高龄或失能、半失能的老人在日常生活中往往会出现差错或者混乱的行为,这种情况下需要家属和护理员通过口头语言提示,告诉老人应该怎么做,这是口头语言扶助。失能、半失能老人和很多高龄老人,自己往往无法完成日常生活中的基本行为,如吃饭、上厕所等,家属和护理人员就应该对老人提供支持和帮助,例如喂饭、帮助大小便、帮助穿脱衣服等,这就是行动扶助。

2. 看护

家属和护理人员在老人身旁注视老人的日常生活行为是否正确,是否安全,这称"看护"。看护实际上就是用眼睛进行照料护理的行为,如看护好痴呆老人不自行外出走失。

绝大多数情况下,对居家养老老人的照料护理是扶助和看护并用的。

三、照料护理的内容

老人退休后,家庭养老一般可分成下列四个阶段:生活自立阶段、身心功能出现障碍阶段(虽明显患病,但生活尚能自立)、卧床阶段(进入失能和半失能)、临终阶段。随着老人年龄增加,一旦进入后两个阶段,不可避免地会出现日常生活逐渐无法自理,直至最后完全丧失日常生活活动的能力,需要家属和护理人员照料护理是必然的了。

老人家庭养老的照料护理基本内容有:

1. 起床、就寝照料护理

进行起床照料护理时,要确认老人意识是否清醒,然后告诉老人起床或护理行动的内容(注意对听力障碍的老人需要大声,以保证有效交流),扶起老人穿衣,并稳坐在床头,然后搀扶老人双手起身离开床位。不能下床的老人,则要把被褥垫在老人背部,尽量使老人在床上坐起或半卧。老人就寝时,首先要整理床铺和床上用品,抚平床单,然后告诉老人就寝护理内容,搀扶老人双手朝床边移动,让老人坐稳床头脱衣,然后扶助老人躺下,要确保老人的仰卧或侧卧睡姿。

2. 清洁照料护理

老人清洁照料护理有:洗脸、刷牙、刮须、洗手、洗脚、擦身、理发、修剪指甲、换衣等。在照料护理时要注意:

(1) 各项行动前,都要大声告诉老人行动内容。

(2) 如老人能下床去卫生间,先要做好准备工作,如观察卫生间地面是否干燥、在水池前为老人准备椅子、准备好洗漱用品、热水等。

(3) 在为老人洗脚、擦身时,同时要观察老人皮肤状况。

3. 饮食的照料护理

饮食的照料护理包括为老人准备营养均衡的饭菜,为吞咽困难的老人准备流质食物,并帮助老人完成进食。

在照料护理时要注意:

(1) 进食前,要大声告诉老人进餐,并告知饭菜内容。

(2) 就餐时,必须帮助老人保持舒适就餐姿势。

(3) 进餐前,家属或护理人员要洗手,同样帮助给自行进餐的老人洗手。

(4) 就餐结束后要做好餐桌、餐具和老人口腔和脸部的清洁工作。老人饮食照料也包括饮水的照料。

4. 服药的照料护理

许多老年人患有多种老年性疾病,服用药物几乎成了老年人日常生活的基本内容之一。

在服药的照料护理时要注意:

(1) 服药前必须告知老人服药过程。

(2) 根据医嘱按时服药,如饭前、饭后、临睡前等。

(3) 根据医嘱按量服药,不可多服或者少服。

(4) 一定要看到老人把药物吞咽下去后,才算完成照料服药的全过程。

（5）保管好药物，安放在老人不易自行取到的地方。

5. 大小便的照料护理

大小便的照料护理包括帮助老人去厕所大小便，或者在卧室内使用便携式坐便器，或者使用尿壶和便盆帮助老人在床上排便，以及使用纸尿片帮助失禁老人排便等。排便后还必须清洁便器，清洁老人的阴部及臀部。

6. 沐浴的照料护理

照料老人沐浴必须做到：

（1）大声告诉老人准备沐浴，并告知沐浴行动次序。

（2）做好沐浴准备工作，如浴室安全状况，清洗好浴缸或淋浴设备，调试好水温，备好毛巾、洗浴用品和换用衣服。

（3）确认老人大小便排泄情况。

（4）不宜在进餐前后一小时沐浴。

（5）调节好浴室温度，尤其在冬季。

（6）帮助老人脱衣，并观察老人身体变化。

（7）照料老人沐浴特别要强调安全第一，慎防老人滑倒。

7. 变换卧床老人体位

照料护理卧床不起的老人要定时变换老人体位，如侧卧位、仰卧位。同时要按时给老人做关节被动运动，预防褥疮的发生。

8. 室内移动和户外活动的照料护理

这项照料护理的内容包括：老人起床后在卧室内扶助行走；从卧室到客厅、餐厅或者厕所等场所的移动；有的需要搀扶行走、有的需要借助拐杖或助行器来行走、有的需要利用轮椅来移动。为了确保行走和移动安全，家属和护理人员事先要确认室内空间、走道等的安全状况，速度要慢、先近距离活动，逐步增加活动距离和空间。

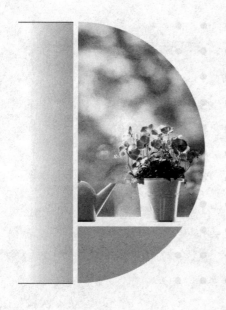

参考文献

1. 陈国梁 . 积极老龄化 . 北京 : 华龄出版社 , 2007

2. 卓大宏 . 中国康复医学 . 2 版 . 北京 . 华夏出版社 , 2003

3. 纪树荣 . 康复医学 . 2 版 . 北京 : 高等教育出版社 , 2010

4. 桑德春等 . 居家养老之康复技术 . 北京 : 北京科学技术出版社 , 2016

5. 蔡林海 . 老化预防、老年康复与居家养老 . 上海 : 上海科技教育出版社 , 2012

6. 吴云鸣 . 家庭用药 1001 问 . 太原 : 山西出版集团书海出版社 , 2008

7. 复旦大学上海医学院家庭医学全书编委会主编 . 家庭医学全书 (第四版) . 上海 : 上海科学技术出版社 , 2012

8. 陈平 . 快乐老人不生病 . 升级版 . 长沙 : 湖南科学技术出版社 , 2013

9. 中国营养学会 . 中国居民膳食指南 2016. 北京 : 人民卫生出版社 , 2016